이재동 교수가 알려주는 내 몸 에너지 혁명

노비노 건강법

이재동 교수가 알려주는 내 몸 에너지 혁명

No 비만 No 질병

노비노 건강법

이재동 이수지 홍예진

경희대학교 출판문화원

한의학을 통한
내 몸 맞춤 생활 건강법

한의학에서는 인체를 소우주로 바라봅니다. 자연에서 태양의 불 에너지는 땅을 비춰서 내려오고, 땅의 물 에너지는 수증기가 되어 하늘로 상승하였다가 다시 비로 내립니다. 이렇게 수승화강(水昇火降)이라는 대순환이 일어납니다. 모든 만물은 이러한 수승화강이라는 에너지의 대순환 속에서 음양의 조화를 이루며 생명 활동을 합니다. 그렇기에 한의학에서는 인체도 자연의 에너지 흐름 원칙에 따라 이러한 조화를 이루어야 건강할 수 있다고 봅니다. 따라서 한의학은 기혈 에너지 의학이라고 할 수 있습니다.

인체의 오장육부는 일상의 식이, 운동, 수면 등 생명 활동을 통해 기혈이라는 생명 에너지를 생성하고 인체 각 기관에 순환, 공급하며 균형 조절합니다. 한의학에서 건강이란 생명 활동에 필요한 기혈 에너지를 잘 생성하고, 생성된 에너지를 경락이라는 에너지 흐름 통로를 통하여 인체의 모든 기관 조직과 세포까지 잘 공급하며, 이러한 에너지의 생성과 순환 공급이 일정한 리듬으로 잘 균형 조절되는 과정을 의미합니다. 그리고 질병이란 이러한 에너지의 생성, 순환, 균형 조절이 어떠한 원인으로 인하여 제 기능을 하지 못할 때 나타납니다.

사실 우리가 겪는 질병은 수백, 수천 가지가 훨씬 넘습니다. 하지만 갑작스러운 큰 사고나 코로나 같은 전염병이 아니라면 대부분 평상시 나에게 맞지 않는 잘못된 생활 습관이 원인입니다. 내 몸 에너지의 생성, 순환, 균형 조절 가운데 어떤 문제가 생기면서 질병이라는 형태로 나타나는 것입니다. 현대인들은 질병이 생기면 병원에 가서 아픈 곳만 치료하면 된다고 생각하는 경우가 많습니다. 예를 들어 어깨나 목, 허리가 아프면 병원에 가서 그 부분을 집중적으로 치료합니다. 물론 병원에서 수술이나 약물요법 등으로 증상을 개선하여 불편함을 줄일 수는 있습니다. 하지만 대부분 질병의 발병 원인이 자기 몸에 맞지 않는 잘못된 생활 습관에서 시작된 경우가 많으므로 근본적인 치료가 될 수 없고 재발률도 높아집니다. 즉 질병은 몸의 문제에서 나타난 하나의 증상에 불과한데 원인이 되는 몸의 문제점은 내버려두고 질병이라는 증상을 쫓아다니는 격입니다. 우리 몸을 한 그루의 나무에 비유하자면, 이는 뿌리에 문제가 있어 잎이 마르고 꽃이 시드는데, 뿌리는 내버려두고 잎이나 꽃에서 답을 찾으려는 것과 같습니다.

환자 가운데 목과 어깨 통증을 호소하는 오십 대 남자 한 분이 계셨습니다. 한 대학병원에서 MRI 검사를 했고, 그 당시 5-6번 경추 추간판탈출증 진단을 받았다고 하셨습니다. 상담을 진행해 보니 일 년 전부터 목과 어깨의 통증이 시작되었고 가까운 병원에서 주사와 물리치료를 병행했지만 회복되지 않았다고 합니다. 최근에는 팔 저림까지 생겨서 대학병원을 찾았지만, 낫지 않고, 계속되는 목의 통증과 팔 저림으로 불면증까지 와서, 고등학교 동문 소개로 저를 찾아오셨습니다.

경희대 한방병원에서는 최근 '카이닥(KAIDOC; Korean AI Doctor)'을 이용하여 환자의 기혈 에너지 상태를 빠르게 파악하여 건강을 관리하고 있습니다. '카이닥'은 경희대학교 컴퓨터공학과와 협력하여 개발한 AI 설문 시스템입니다. 한의학적 진단법을 기반으로 축적된 임상 데이터(빅데이터)와 인공지능(AI)을 활용해 개인의 기혈 에너지 상태를 평가합니다. 임상 데이터를 기반으로 만든 20여 개의 설문 문항(100점 만점)에 답을 하면 에너지의 생성, 순환 및 균형 조절기능에 대한 항목별 점수가 제공되면서 자신의 기혈 에너지 상태를 파악할 수 있으며 또한 그에 맞는 건강 관리 솔루션을 받아 볼 수 있습니다.(카

이닥 QR코드 : 34쪽)

카이닥으로 앞서 이야기한 환자분의 몸 에너지 상태를 평가해 보았습니다. 에너지 생성기능은 60점, 순환은 90점, 균형은 65점이었습니다. 에너지 순환기능에는 문제가 없었지만, 에너지 생성기능과 균형기능이 떨어진 상태였고, 체성분검사에서는 근육량이 6㎏ 부족한 것으로 나타났습니다. 문진 결과 금융보험사 회장직을 맡고 있는데 최근 보험사 실손 보험 적자 등으로 스트레스를 받으면서 증상이 더 악화하였다고 했습니다. 평소 건강 관리를 위해 소식하고 있다는 말씀도 있었습니다.

이 환자분의 목과 어깨의 통증은 본인의 에너지 상태에 맞지 않는 여러 가지 잘못된 생활 습관으로 생긴 에너지 생성과 균형 문제로 인한 것이었습니다. 에너지 생성기능이 떨어진 상태였기 때문에 목과 어깨에 필요한 에너지가 충분히 공급되지 못했습니다. 또한 생체리듬인 에너지 균형이 깨졌기 때문에 위아래로 향하는 흐름에서 일정한 균형을 잡지 못하고 에너지가 위로 쏠리면서 목과 어깨 근육이 긴장하게 된 것입니다. 이러한 상황에서는 무조건 잘 먹어서 일상에 필요한 에너지를 충분히 생성하고, 에너지의 균형이 깨어진 상태라 숙면과 정신적 안정을 통하여 에너지의 균형을 회복하는 것이 우선이었습니다.

이분에게는 에너지 생성과 균형 조절을 위한 한약 치료를 하면서 평소 국수, 피자 등 좋아하는 밀가루 음식과 찬 음료를 피하도록 하고, 단백질 위주의 음식을 조금씩 자주 먹도록 했습니다. 커피도 아침 10시 이후에는 금하고 계단 오르기 등 하체 강화 운동을 하면서 4개월 동안 치료 및 생활 습관 개선에 집중하도록 하였습니다. 이후 근육량이 4.5*kg* 증가하였고, 카이닥 평가 결과 에너지 생성과 균형 점수가 모두 70점 이상으로 좋아지면서 불면증과 목 어깨 통증, 팔 저림이 크게 개선되었습니다.

같은 질환이나 비슷한 증상이라도 한방에서는 에너지의 생성과 순환, 균형 조절기능 중 어디에 문제가 생겼느냐에 따라 치료법이 달라집니다. 오십 대 여성 한 분은 대학병원에서 어깨관절 MRI 검사 결과 회전근개파열로 진단받고 찾아오셨습니다. 6개월 전부터 팔을 들기가 힘들고 통증이 심해 밤잠을 설치다가 동네 병원에 찾아가니 오십견이라는 진단을 받았다고 합니다. 하지만 치료를 해도 일시적인 효과일 뿐 통증이 점차 심해졌고, 대학병원에서는 회전근개파열로 수술을 권했습니다. 이 환자분은 수술을 피하고 싶어서 내원하신 경우였습니다.

카이닥 설문 결과 이 환자분의 에너지 생성기능은 90점, 균형은 85점인데, 순환은 45점이었습니다. 체성분검사 결과 근육량은 정상이었지만 체지방이 12*kg* 과잉 상태였으며 전신 비만으로 에너지 순환에 문제가 있음을 알 수 있었습니다. 일반적으로 어깨관절은 집안일이나 운동 등으로 손상될 수 있지만, 평소 몸의 기능이 정상이라면 손상된 관절에 필요한 에너지가 공급되면서 보통 2~3주 정도 소염진통제를 복용하거나 물리치료를 받으면 개선됩니다. 하지만 이분은 평소 어깨관절의 에너지 순환에 문제가 있었기 때문에 손상된 관절이 회복되지 못하고 염증이 지속되고 통증이 만성화되었습니다. 관절에 녹이 슬면서 유착되어 오십견이 발생하게 되었고, 결국 어깨관절의 회전을 도와주는 회전근개가 찢어진 겁니다.

이 환자분에게는 기혈 에너지 순환을 위한 한약 처방과 식사량 조절 등 3개월간의 생활 습관 개선을 진행했습니다. 치료 후 과잉 체지방이 6*kg* 줄었고, 에너지 순환 점수는 70점 이상으로 정상 범위로 들어오면서 몸이 가벼워지고 어깨 통증이 개선되었습니다. 환자분은 "병원에서 회전근개가 찢어졌다고 했는데, 어떻게 회복된 건가요?" 하고 궁금해하셨습니다. 물론 회전근개가 손상된 건 사실이지만 기혈 에너지 순환이 정상화되고 어깨관절에 에너지 공급이 원활해지면서 상처가 치료되었습니다. 남아 있는 다른 인대들도 강화되면서 완전히 정상화될 수 있었습니다.

대부분 질병은 평상시 잘못된 생활 습관으로 생긴 몸의 문제에서 발생한 하나의 증상에 불과합니다. 우리는 보통 병원에서 아픈 곳이 짧은 기간 안에 낫길 원하며 치료받지만, 근본적인 치료 없이는 결국 재발하면서 만성적으로 고통받게 됩니다. 우선 내 몸에 맞지 않는 생활 습관은 없는지 찾아보고 바꿔나가는 것이 근본치료법이 되어야 합니다. 이것이 가장 빠른 치료법이기도 합니다.

이 책을 쓰게 된 계기 가운데 하나가 이것입니다. 한방병원에서 30년 이상 수많은 환자를 치료하면서 늘 안타깝게 생각하는 점이기도 합니다. 우리가 평소에 자기 몸에 대해 조금만 알고 생활 방식을 바꾸면 겪지 않아도 될 질병이 너무나 많습니다. 그런데 자기 몸에 대해 잘 몰라서 문제의식 없이 생활하다가 나이가 들어 고생하는 환자분들을 너무나 많이 보아왔습니다. 이번 책을 통해 '내 몸 에너지 맞춤 생활 건강법'의 핵심 내용을 쉽게 설명하고 널리 알리고 싶습니다.

책을 쓰게 된 또 다른 이유는 한의학의 가치를 알리고자 함입니다. 오랜 기간 한방병원에서 진료하면서 한의학은 참으로 실용적인 학문이라고 느낍니다. 하지만 요즘 한의계는 과거와 비교하면 많이 위축되어 있습니다. 수천 년의 역사를 가진 한의학의 가치는 그대로인데 의료보험이나 실비보험 등 여러 가지 의료정책에서 배제되다 보니, 안타깝게도 사람들에게 한방의 접근성이 떨어지는 환경이 되었습니다. 그렇지만 감사하게도 많은 환자분이 아직도 한의원이나 한방병원을 찾아주고 계십니다. 양방과 비교하면 의료지원이 부족한데도 이렇듯 한방을 찾게 되는 건, 침이나 한약을 비롯한 다양한 한방치료법으로 치유된 경험이 사람들 사이에 면면히 퍼져 있기 때문이 아닌가 생각합니다.

한의학은 밖으로 드러나는 증상뿐만 아니라 질병의 근본 원인인 몸의 문제를 치료하는 의학입니다. 한약이나 침, 뜸 같은 치료법도 훌륭하지만, 한의학이 가지는 가장 중요한 가치는 생활의학이라는 겁니다. 생활의학은 자연에 순응하면서 내 몸에 맞는 음식을 섭취하고 내 몸에 맞는 운동과 수면 등 일상의 생활 습관을 통하여 내 몸의 에너지를 정상화하는 것입니다. 이를 통해서 질병을 예방할 뿐만 아니라 이미 진행된 질병도 자연적으로 치유할 힘이 생깁니다.

한의학은 수천 년 동안 자연의 이치를 바탕으로 쌓아온 우리 조상들의 삶의 지혜와 경험을 발전시킨 학문입니다. 따라서 서양의학에서 중요시하는 과학적 이론 설명이 부족하다는 편견이 따라붙던 것도 사실입니다. 하지만 해외에서도 질병 중심의 해부학적 구조 의학인 서양의학의 한계를 극복하기 위한 움직임이 계속되었습니다. 에너지의학(energy medicine)이나 양자의학(quantum medicine) 이론 등 몸 중심의 기능의학 측면으로 인체에 접근하거나 이러한 부분에 강점을 지닌 한의학의 이론적 가치와 치료 효과에 대해서도 많은 관심을 가지고 연구 및 협력을 진행하고 있습니다. 향후 이 책을 통하여 한의학의 진정한 가치가 많은 사람에게 알려졌으면 합니다. 가능하면 여러 언어로도 번역되어 비만과 질병 없는 건강한 세상을 만드는 데 조금이나마 이바지할 수 있길 바랍니다.

2025년 1월

이재동

목 차

나를 살리는 에너지 플랜 43

4 질환별 에너지 건강 관리법

※ 인체의 원리와 에너지 상태별 질환

1

내 몸 맞춤 에너지 플랜

한의학의 에너지 건강법이란?

'No 비만(肥) No 질병(老)'
노비노 건강법

한의학에서는 일상의 잘못된 생활 습관이 내 몸의 '기혈(氣血)'이라는 생체에너지에 문제를 일으키고 신체 기능 이상과 염증을 유발해 질병이 발생한다고 보고 있습니다. 그렇다면 '기혈 에너지'란 무엇일까요? 한마디로 이야기하면 우리 몸의 생명 활동에 필요한 에너지를 말합니다. 현대의학적으로는 혈액과 신경, 림프와 호르몬, 몸에 흐르는 전기와 자기의 기능을 포괄하는 개념입니다. 이러한 에너지는 우리가 먹고 마시는 음식에 따라 만들어지고. 만들어진 에너지는 운동이나 일상의 움직임에 따라 순환하면서 인체 기관에 공급됩니다. 또한, 내 몸의 에너지는 일상의 정신 활동과 수면 습관에 따라 균형을 이루면서 일정한 시스템으로 건강한 생명 활동을 유지하게 합니다.

이렇게 생명 활동에 중요한 내 몸의 에너지에 문제가 생기면 다양한 질병이 나타납니다. 잎이 마르고 꽃이 시드는 나무가 있다면, 그 이유는 잎이나 꽃 자체에 문제가 있는 것이 아닙니다. 대부분 뿌리에서 제대로 영양을 공급받지 못해서 발생하는 문제입니다. 그래서 '에너지 건강법'에서는 내 몸이 가지고 있는 현재 에너지 상태와 흐름을 파악하고 이를 정상화해 치료합니다.

질병은 에너지 상태에 따라 다양하게 나타납니다. 에너지의 생성·순환·균형의 부조화가 심할수록, 그러한 기간이 오래되었을수록 질병의 상태가 심각한 경우가 많습니다. 질병과 더불어 에너지 문제로 가장 흔하게 나타나는 것은 비만입니다. 에너지의 생성이 잘되지 않으면 마른 복부 비만이 나타날 수 있고, 순환이 잘되지 않는 사람은 보통 전신 비만이 많습니다. 에너지의 균형 조절에 문제가 있어 에너지가 위로 치우치는 경향이 강한 사람은 상체 비만이 자주 나타납니다.

날씬해지고 싶어서 같은 방법으로 다이어트를 해도 효과는 모두에게 다르게 나타납니다. 내 몸의 에너지 상태를 알지 못하면서 원푸드 다이어트, 저탄고지 식단, 간헐적 단식 등을 하고 있다면, 전혀 효과가 없거나 오히려 다른 병을 키울 수도 있고 어떤 사람에게는 독약을 마시고 있는 것이나 다름없을 수도 있습니다.

'에너지 건강법'에서 다이어트는 단순히 적게 먹고 많이 움직여서 비만을 해결하는 것이 아닙니다. 내 몸의 에너지 상태를 파악하고 정상화하는 과정에서 비만이 저절로 관리되는 방법입니다. 건강한 다이어트법이지요. 질병 관리도 이와 마찬가지이고요. 에너지 건강법을 실천하면 비만과 질병이 저절로 사라집니다. 그래서 저희는 이 건강법을 비만과 질병 없는 'No 비만(肥) No 질병(老)'이라고 해서 '노비노 건강법'이라는 별칭으로 부르기도 합니다. 유튜브에서 '노비노 건강법'으로 검색하면 다양한 강연 영상을 살펴볼 수 있으실 겁니다.

"몸 안의 에너지를 바꿔서 정상화해야만 지속적으로 유지가 가능"

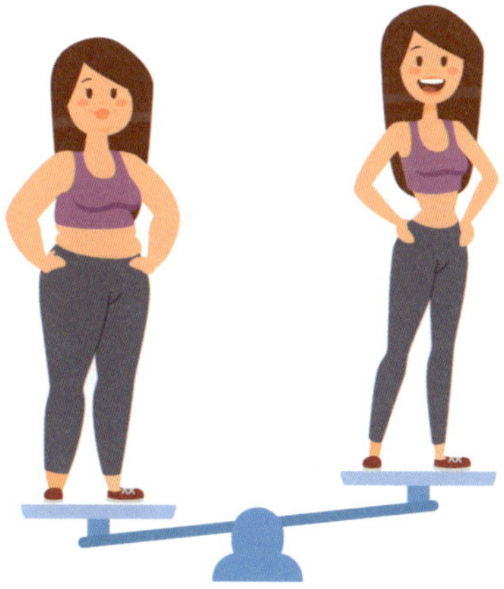

노비노 다이어트

에너지 건강법을 실천한 후 환자들은 주위에서 "살이 빠졌다", "건강해 보인다", "젊어졌다" 등의 이야기를 많이 듣는다고 합니다. 특히 많은 중년 여성분이 젊은 시절에 잘 입다가 점차 살이 쪄서 입지 못했던 옷을 요즘 다시 꺼내 입는 재미에 행복해하십니다. 큰마음 먹고 산 명품 옷이 맞지 않게 되어 남에게 줘버렸는데, 지금은 그게 아까워 죽겠다고 하기도 하시고요.

현재 경희대학교 한방병원에서는 인공지능 기술인 '카이닥(KAIDOC)' 앱으로 환자 개인의 에너지 상태를 평가하여 치료를 실행하고 건강을 관리합니다. 에너지 상태를 진단하여 그에 맞는 한약을 처방하고 침, 봉독 요법 등 다양한 한방치료법을 적용할 뿐 아니라, 무엇보다 개인의 '에너지 맞춤 생활 치료법'을 중요시하고 있습니다. 그동안 여러 방법을 써도 지병에서 벗어나지 못하던 환자들도 에너지 맞춤 생활 습관 개선을 통해 에너지 상태가 정상적으로 회복되면, 비만을 비롯한 척추 및 관절 통증, 대사증후군, 두통, 이명, 어지럼증, 자가면역질환, 피부질환 등 여러 질병에서 빠져나와 건강한 삶으로 돌아가는 모습을 보여줍니다. 이러한 여러 사례가 쌓여서 에너지 조절을 통한 한방치료 효과에 더욱 확신을 얻게 되었습니다.

내 몸의 에너지 상태는 건강의 지표

앞서 말했듯이 '에너지'란 인체가 생명 활동을 하는 데 필요한 힘입니다. 이 에너지를 한의학에서는 기혈(氣血)이라고 하며, 현대의학적으로 말하면 혈액, 신경, 호르몬, 림프, 전기, 자기 등의 기능과 작용을 포괄하는 개념입니다. 인체는 '소우주'라고 하여 우리 몸은 하나의 작은 우주로 비유할 수 있습니다. 모든 생물체의 생성과 성장은 수승화강(水昇火降)이라는 태양의 불 에너지와 땅의 물 에너지의 조화로 이루어지는데 이는 물의 에너지는 상승하고 불 에너지는 하강하는 에너지의 대순환을 말합니다. 우리 몸도 이러한 수승화강이라는 에너지의 큰 순환 속에서 정상 기능을 하며 이는 건강을 지키는 핵심 원리입니다. 즉 부모로부터 물려받은 오장육부(五臟六腑)의 기능으로 음식

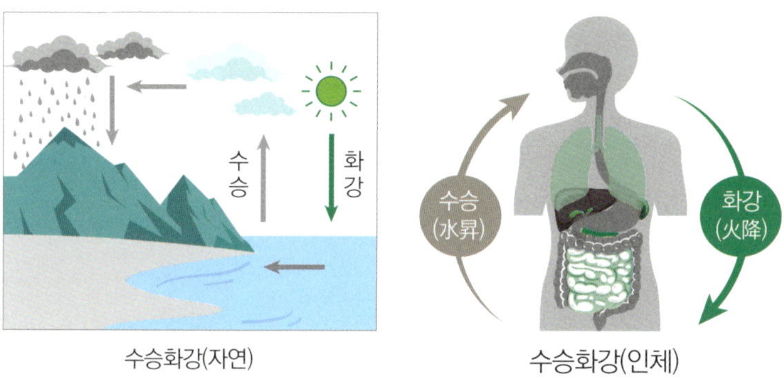

수승화강(水昇火降) 우주만물의 생성과 성장

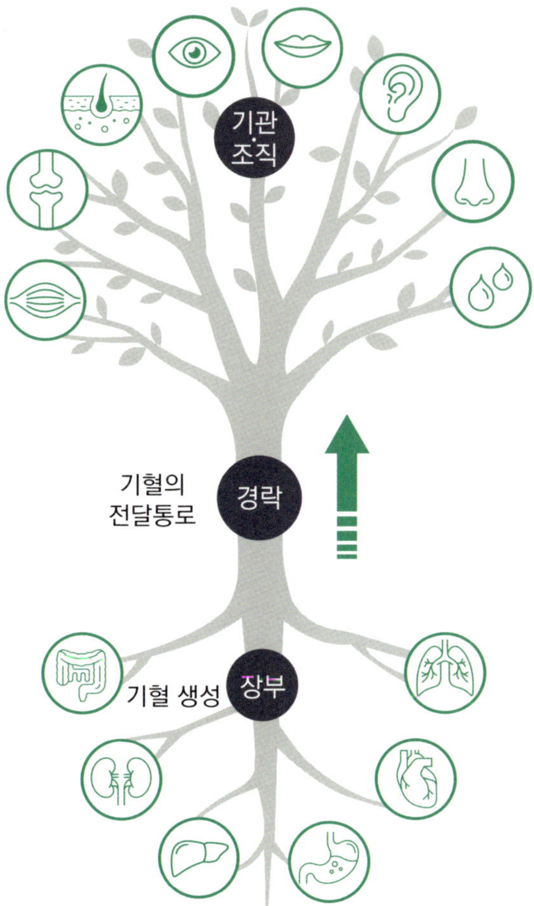

건강한 생명 활동

과 호흡을 통하여 기혈 에너지를 생성하고, 생성된 기혈 에너지를 경락을 통해 머리끝부터 발끝까지 모든 기관과 조직에 공급

합니다. 그리고 이 에너지를 잘 공급받은 모든 인체 기관과 조직은 정상적으로 기능합니다. 그러므로 내 몸의 에너지 상태는 곧 자신의 건강 지표가 됩니다.

에너지의 생성은 오장육부 중 비장과 위장의 소화 기능과 우리가 일상에서 먹는 음식에 의해 결정됩니다. 에너지 순환은 심장과 폐장의 순환기능과 일상의 움직임과 운동으로 결정됩니다. 에너지 균형 조절은 간장과 신장의 비뇨 생식 기능과 수면 및 정신 활동으로 결정되는데, 한의학에서 이것은 몸속 물의 에너지와 불의 에너지 균형을 말하며 일종의 생체리듬을 의미합니다.

결론적으로 다시 정리하면, 우리 몸의 건강 관리는 복잡하지 않습니다. 에너지 생성에 문제가 생겼다면 내 몸 상태에 맞는 식사법을 찾으면 되고, 에너지의 순환에 문제가 생겼다면 내 몸에 맞는 일상의 움직임과 운동을 통해, 머리끝부터 발끝까지 인체의 모든 기관, 조직, 세포에 에너지가 잘 순환되도록 합니다. 에너지의 균형 조절에 문제가 생겼다면 수면 등의 습관 개선을 통해 에너지의 규칙적인 리듬을 찾으면 건강해집니다. 건강이란 일상에 필요한 에너지가 제대로 생성되고, 생성된 에너지가 전신에 순환 공급되며, 또한 이러한 에너지의 생성과 공급이 일정한 리듬을 가지고 균형 조절되는 일입니다.

사람마다 몸의 에너지가 다른 이유는?

몸의 에너지 상태는 사람마다 다릅니다. 몇 가지 이유가 있습니다. 먼저 부모로부터 물려받은 오장육부의 기능이 다르게 때문입니다. 오장육부는 인체의 생명 에너지인 기혈을 생성하여 인체 각 조직에 순환 공급하며 균형 조절하는 작용을 하는 기관입니다. 우리 주위를 보면 늘 소화가 안 되는 사람, 환절기만 되면 감기를 달고 사는 사람, 다른 사람에 비해 많이 먹어도 살이 거의 안 찌는 사람 등 다양한 체질 사례가 있습니다. 부모로부터 물려받은 오장육부의 기능이 다르기 때문에 사람마다 가지고 있는 에너지가 달라집니다. 이 부분이 유전적 요인에 해당합니다.

다음으로, 평소 개인별 생활 습관의 차이가 있습니다. 평소 어떤 음식을 즐겨 먹는지, 일상에서 어떻게 움직이며 운동하는지, 수면 습관이 얼마나 규칙적인지, 혹은 일이나 관계로 정신적 스트레스를 받는지 등이 개개인의 에너지 차이를 유발합니다. 즉 화를 내거나, 기쁘거나 어떤 생각에 골몰하거나, 근심과 슬픔으로 마음이 유쾌하지 못하거나, 두려움에 떠는 것도 내 몸의 에너지에 영향을 미치게 됩니다.

자신이 평소 자연의 에너지에 순응하는 삶을 사는지, 역행하는 삶을 사는지 한번 살펴보셨으면 합니다. 우리는 일상에서 중력이나 밤과 낮의 변화 등 눈에 보이지 않는 자연의 에너지와 함께합니다. 자연의 에너지는 기본적으로 낮에는 상승하여 모든 생명 활동을 왕성하게 하고, 밤이 되면 하강하여 모든 생명 활동을 정적으로 안정시킵니다. 한의학에 따르면 우리 몸도 이러한 자연의 에너지 흐름에 따라 낮에는 활동적으로 많이 움직이고 저녁에는 정적으로 안정되어야 합니다.

하지만 이제는 과거와 달리 밤에도 대낮처럼 환한 조명을 유지할 수 있어 마음만 먹으면 올빼미처럼 밤낮을 거꾸로 살 수도 있습니다. 운동이 몸에 좋다고 하여 무심코 에너지가 하강하면서 안정되어야 할 밤에 상체운동을 하여 에너지를 끌어올리기도 합니다. 또한, 에너지가 상승하여 활동성 있게 움직여야 할 낮에 1시간 이상 낮잠을 잔다든지 하는 행동으로 자연의 에너지 흐름에 역행해 몸의 에너지 균형이 깨어지기도 합니다.

내 몸의 에너지는 유전적으로 부모로부터 물려받은 오장육

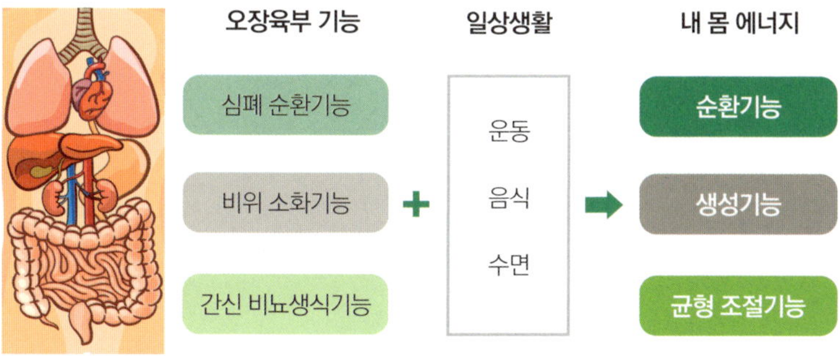

부의 기능과 일상에서 어떤 음식을 먹고, 어떤 운동을 하며 어떠한 수면 습관이 있느냐 같은 생활 습관에 따라 달라지는 것이고, 이것이 그 사람의 건강을 결정하게 됩니다. 연구에 의하면 개인의 건강과 수명을 결정하는 인자는 유전적인 요인이 20%, 평소의 생활 습관이나 환경이 70%, 나머지 의료제도나 정책 등이 10%의 영향을 준다고 합니다. 이는 생활 습관이 내 몸의 에너지와 건강을 결정한다는 사실을 뒷받침하는 연구가 아닌가 생각됩니다.

내 몸의 에너지 상태는 어떻게 알 수 있을까?

피부 트러블이 심해져서 진료실을 찾아오신 50대 초반 여성분이 있었습니다. 살집이 어느 정도 있으시고, 피곤한 기색이 역력해 보이셨지요. 갱년기 후 불면증이 생기고 살이 찌기 시작하셨다고 합니다. 이때부터 피부가 건조하고 주름과 늘어짐도 갑자기 심해진 느낌도 받으셨습니다. 진단해 보니 에너지 생성과 순환기능은 정상 범위이지만, 갱년기 호르몬 변화로 에너지 균형에 문제가 생긴 경우였습니다. 호르몬의 변화로 갱년기 여성이나 노인분들에게 에너지 균형 조절의 문제가 많이 나타납니다.

에너지의 균형이 깨어지면 수승화강이 이루어지지 않게 됩니다. 이런 분들은 불면증으로 고생하는 경우가 많고 목과 어깨가 잘 뭉치고, 눈이 충혈되거나, 안구 건조, 이명, 어지럼증 등 증상이 나타납니다. 얼굴 쪽으로는 열감이, 하체 쪽으로는 냉감이 나타나 불편해집니다.

탈모로 찾아오신 40대 후반 남성분도 기억에 남습니다. 탈모란 겪어보지 않은 사람은 모르는 괴로움이지요. 이 때문에 양약을 복용했는데, 어느 정도 효과는 보았지만 성 기능 장애가 동반되는 것 같아서 한방치료를 해보려고 내원하셨습니다. 중소기업의 대표로 일하며 술자리가 잦고 최근 스트레스를 받는 일도 많아졌다고 하셨습니다. 진단해 보니 이분의 경우 근육량은 정상인데 체지방이 15kg이나 과잉으로, 에너지 순환이 막혀 있어 모근에 에너지 공급이 제대로 되지 않으면서 탈모가 발생한 경우였습니다.

많은 분이 갱년기 전후 이런 여러 경험을 하지만, '나이가 드니 어쩔 수 없다'라고 여기면서 포기하고 자연스러운 것으로 받아들이기도 합니다. 물론 나이가 들면서 노화가 진행되는 건 자연스러운 일이지만, '건강하게' 나이 들 수도 있습니다. 본인의 몸 에너지 상태를 잘 파악하여 나이에 맞는 새로운 신체 균형을 찾아가는 게 중요합니다.

심한 두통으로 찾아오신 40대 여성분도 계십니다. 중고등학교 때부터 소화 장애와 두통을 달고 살았고, 생리통도 심했다고 합니다. 이런 종류의 통증들이 만성화되면 삶의 질을 크게 떨어뜨리는 원인이 되지요. 그런데 최근 직장업무가 늘어 수면시간이 늦어지면서 생활이 불규칙해지고, 잦은 두통으로 일상생활까지 힘들어졌다고 호소하셨습니다. 신경과를 방문해서 MRI를 찍어도 이상을 발견하지 못했고 일차성 두통으로 진단받았습니다. 두통이 심해서 고통스러울 때 신경과 약을 먹어도 그때뿐이고 오히려 소화 기능까지 떨어졌습니다. 많은 분이 겪는 고통인 두통은 어지럼증과 마찬가지로 종양이나 뇌혈관 기형 등 기질적인 이상이 없다면 대부분 에너지 상태의 문제입니다. 어떠한 문제로 머리에 충분한 에너지가 공급되지 않고 있는 것이지요. 평소 소화가 안 되고, 손발이 찬 분들은 이분처럼 에너지 생성에 문제가 있어서 두통이 오는 경우가 많습니다. 불면으로 에너지 균형이 깨지거나 자세 때문에 목 어깨가 뭉쳐도 두통이 옵니다.

망문문절

보다	듣다	묻다	짚다
望	聞	問	切

**환자를 직접 보고,
문답하고, 맥을 보면서
에너지 상태를 확인**

이렇게 개개인이 가지고 있는 에너지 상태는 평소에 불편한 증상이나 질병, 생활 습관을 살펴보면 알 수 있습니다. 간혹 성격이나 외형 등을 통해 드러나기도 합니다. 경험이 많은 유능한 한의사는 환자가 진료실을 걸어 들어오는 모습만 보고도 그 사람의 대략적인 문제점을 압니다. 이는 외형을 보고 그 사람의 에너지 상태를 파악하기 때문인데, 환자의 에너지 상태를 알면 평소 성격이나 생활의 문제점, 증상이나 질병 등을 예측할 수 있기 때문입니다.

에너지 문제로 발생하는 질병들

모든 질병은 에너지 문제로 발생할 수 있습니다. 에너지 상태에 따라 주로 발생하는 질환이 있으며 질환에 따라서는 에너지의 생성, 순환, 균형 조절의 문제점이 복합적으로 작용하기도 합니다. 특히 에너지 생성에 문제가 있을 때 주로 예측되는 질환은 에너지 부족으로 인한 만성피로, 저혈압 등입니다. 머리에 에너지 공급이 부족해지면 치매, 파킨슨, 건망증, 이명, 시력 저하, 어지럼증, 두통 등이 발생합니다. 일반적으로 소화 기능이 약해서 급만성 소화기질환이 자주 생기며, 손발이나 관절까지 충분한 에너지 공급이 잘되지 않기 때문에 레이노증후군, 허리 통증, 어깨 통증 등이 회복되지 못하고 만성화될 수 있습니다.

에너지 순환에 문제가 있을 때 주로 예측되는 질환은 순환장애로 쌓인 체지방으로 발생하는 비만, 대사성 질환(고지혈증, 고혈압, 당뇨), 심장질환, 중풍, 호흡기질환 등입니다. 체지방이 1㎏만 늘어나도 움직임에 따라 5㎏의 중력으로 몸에 영향을 줍니다. 그래서 관절염, 허리 통증(요추 추간판탈출증, 협착증)이 발병할 수 있으며 순환장애로 어혈이 생성되어 자가면역질환(류머티즘 질환, 섬유근통, 강직성척추염)이나 각종 암 등이 발생할 수 있습니다.

에너지 균형 조절에 문제가 있을 때 주로 예측되는 질환은 각종 생식기 질환이나 난임, 내분비 질환(갑상선기능장애), 비뇨기 질환(소변 장애) 등입니다. 에너지 불균형으로 인한 호르몬의 변화로 이러한 질환들이 발생하게 됩니다. 또한, 에너지의 수승화강에 문제가 생겨 모근이 마르면서 탈모가 나타나기도 하고 안구건조증, 피부질환(피부 노화), 두통, 이명, 정신질환(불면, 공황장애, 우울증)뿐만 아니라 허리 통증(요추 추간판탈출증, 협착증), 관절염, 족저근막염 등이 발생할 수 있습니다.

스스로 알아보는 내 몸의 에너지 상태

Q
Question

아래 항목을 통해 자신의 에너지 상태를 알아보세요. [카이닥 설문지]

※ QR 코드로 들어가시면 카이닥 앱으로 자신의 에너지 타입을 자세하게 알아볼 수 있습니다.

*점수 계산 후 에너지 상태에 따른 건강 관리 솔루션 제공

1. 기본정보(BMI/개인 비만도)

• 닉네임 ____________ • 성별 __________

• 태어난 해 ____________ 년 • 키 ____________ cm

• 태어난 달 ____________ 월 • 몸무게 ____________ kg

• 혈압 수축기 ________ mmHg 이완기 ________ mmHg

2. 허리둘레(복부 비만도)

[남성] **바지 사이즈(허리둘레)가 35인치(90cm) 이상이신가요?**

☐ 네 35인치 이상이에요.

☐ 아니요 35인치보다 작아요.

[여성] **바지 사이즈(허리둘레)가 33인치(85cm) 이상이신가요?**

☐ 네 33인치 이상이에요.

☐ 아니요 33인치보다 작아요.

3. 상하체 발달

상체와 하체 중 발달한 부분은?

☐ 상체 ☐ 하체 ☐ 상하체 비슷함

4. 종아리 둘레

종아리 중 가장 굵은 부분을 손으로 감싸면, 어디에 가장 가까운가요?

양쪽 엄지와 검지를 각각 맞대서 측정해 보세요.

☐ 종아리가 더 커요.
☐ 딱 맞아요.
☐ 헐렁해요.

5. 맥박수(자율신경기능과 대사력)

두 번째와 세 번째 손가락으로 10초간 맥박을 재면 몇 번이 측정되나요?

☐ 10번 이하
☐ 11~16번
☐ 17번 이상

6. 식욕

☐ 식욕이 없어요.
☐ 보통이에요.
☐ 식욕이 왕성해요.

7. 식사 횟수

하루에 몇 끼를 드시나요?

☐ 2끼 이하 ☐ 3끼 ☐ 4끼 이상

8. 1회 식사량

평소 한 끼 식사량은 어떠세요?

- ☐ 1인분보다 적게 먹어요.
- ☐ 1인분만큼 먹어요.
- ☐ 1인분보다 더 먹어요.

9. 소화불량

평소에 소화는 잘 되시나요?

- ☐ 소화에 문제없어요.
- ☐ 가끔 안 돼요.
- ☐ 자주 안 돼요.
- ☐ 늘 소화가 안 돼요.

10. 충분한 수면

숙면을 취하지 못했을 때의 증상을 참고하여, 숙면을 취하는 데 어려움이 얼마나 자주 있었는지 선택해 주세요.

참고 증상 : 취침 후 30분 이내 잠들지 못함. 꿈이나 통증 등 여러 이유로 잠이 깸.

- ☐ 평소 수면에 문제 없음.
- ☐ 월 2~3회 이하 숙면에 어려움을 겪음.
- ☐ 주 1~2회 정도 숙면에 어려움을 겪음.
- ☐ 주 3회 이상 숙면에 어려움을 겪음.

11. 입면 시간

밤 12시 이후에서야 잠자리에 드시나요?

- ☐ 아니요/ 12시 이전에 자요.
- ☐ 네/ 12시 이후에 자요.

12. 규칙적인 입면/기상 시간

정해진 시간에 잠자리에 들고 정해진 시간에 일어나세요?

- ☐ 예/ 나름 규칙적입니다.
- ☐ 아니요/ 매번 다른 것 같아요.

13. 규칙적인 총 수면시간

하루 총 수면시간은 매번 비슷한가요?

- ☐ 예/ 나름 규칙적입니다.
- ☐ 아니요/ 매번 다른 것 같아요.

14. 기상 시 상태/평소 활동량

다음 중 해당되는 경우가 있으신가요? (중복선택 가능)

- ☐ 아침에 얼굴이 부어요.
- ☐ 아침에 일어나면 몸이 무거운 느낌이에요.
- ☐ 평소에 잘 눕는 편이에요.
- ☐ 해당사항 없어요.

15. 성격

다음 중 평소 본인과 비슷한 성격을 선택해 주세요. (중복선택 가능)

- ☐ 외향적이에요.
- ☐ 급한 편이에요.
- ☐ 소심한 편이에요.
- ☐ 내향적이에요.
- ☐ 느긋한 편이에요.
- ☐ 해당사항 없어요.

16. 한열 상태

(1) 해당하는 것을 모두 선택해 주세요.

- ☐ 평소 손발이 따뜻해요.
- ☐ 평소 손발이 차요.
- ☐ 평소 따뜻한 것을 좋아해요.
- ☐ 평소 차가운 것을 좋아해요.
- ☐ 해당사항 없어요.

(2) 평소 느끼는 것이 있다면 모두 선택해 주세요.

- ☐ 얼굴 쪽으로 열이 나는 느낌이 있어요.
- ☐ 무릎 아래가 시린 느낌이 있어요.
- ☐ 해당사항 없어요.

17. 대변

평소 나의 배변 고민이 있나요?

- ☐ 건강해요.(촉촉한 형태)
- ☐ 변비가 있어요.(딱딱한 형태)
- ☐ 설사를 해요.(묽은 형태)

18. 소변

해당하는 것을 모두 선택해 주세요. (중복선택 가능)

- ☐ 소변을 참지 못하고 지린 적이 있어요.
- ☐ 수면 중 소변을 보기 위해 자주 깨요.
- ☐ 해당사항 없어요.

에너지 생성기능에 문제가 있는 경우

에너지가 부족하여 늘 피곤해하고 손발이 차며, 소화가 잘되지 않고, 어지럽거나 두통이 자주 나타난다.

소심하고, 내성적이며 매사에 방어적으로 반응하는 경향이 있다.

근육량이 부족해 팔다리는 가늘고 복부에 지방이 쌓이는 마른 복부 비만형이 많다.

- **에너지 생성에 도움을 주는 일상 관리와 맞춤 노비노 탕약을 처방하여 개선한다.**

에너지 순환기능에 문제가 있는 경우

아침에 잠자리에서 일어나면 몸이 무겁고 거울을 보면 얼굴이 푸석푸석하다. 몸이 잘 붓고 무거우며, 조금만 움직여도 숨이 차고 몸에 체지방이 쉽게 쌓인다.

느리고 고집이 세고 욕심이 많은 경향이 있다.

물만 먹어도 붓고 살이 되는 전신 비만형이 나타난다.

- **에너지 순환에 도움을 주는 일상 관리와 맞춤 노비노 탕약을 처방하여 개선한다.**

에너지 균형 조절기능에 문제가 있는 경우

목과 어깨가 잘 뭉치고, 눈이 충혈되거나, 안구건조증, 이명, 어지럼증 등의 증상이 나타난다. 얼굴 쪽으로는 열감, 하체 쪽은 냉감으로 불편해지기 쉽다. 평소 야행성이거나 불면증으로 고생하는 경우가 많다. 호르몬의 변화로 일반적으로 갱년기 여성이나 노년기에 에너지 균형 조절의 문제가 많이 나타난다.
생각이 많고 활동적이며 성격이 급하고 외향적이다.
하체는 가늘고 상체는 비대해지는 상체 비만형이 나타나는데 외형에 변화가 보일 정도면 에너지 불균형이 만성화되었음을 알 수 있다.

- **에너지 균형 조절을 도와주는 일상 관리와 맞춤 노비노 탕약을 처방하여 개선한다.**

노비노 탕약이란?

노비노 탕약의 재료 및 비율은 각자의 에너지 상태에 맞춰 '백인백색' 서로 다르게 처방합니다. 경희대 한방병원만의 노하우로 외부에는 제조법을 밝히지 못함을 양해 부탁드립니다.

tip

한의학 인공지능의 진료

내 몸 에너지 진단앱, 인공지능 '카이닥(KAIDOC)'

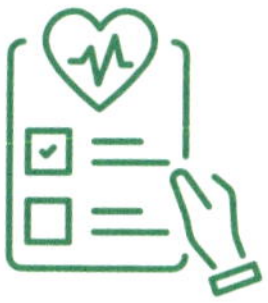

전통 한의학에서는 망(望), 문(聞), 문(問), 절(切)의 방법을 통해 환자의 에너지 상태를 파악하고 진단하여 질병을 치료합니다. 앞서 언급한 것처럼 환자가 진료실로 걸어 들어오는 모습만 봐도 문제점을 어느 정도 알 수 있습니다. 체형을 보면 오장육부 기능과 에너지 상태를 파악할 수 있기 때문입니다.

최근에는 한의학 분야에서도 현대의료기기와 각종 이학적 검사를 통해 병의 상태를 더욱 자세하게 파악합니다. 경희대학교 한방병원에서는 개인의 에너지 상태를 평가하는 건강 관리 설문 시스템 '카이닥(KAIDOC·Korean AI Doctor)'으로 에너지 상태를 진단합니다. 카이닥은 한의학적 진단법을 기반으로 축적된 임상 데이터(빅데이터)와 인공지능(AI)을 활용해 이재동 교수팀이 컴퓨터공학과와 협력하여 개발한 인공지능 앱입니다. 축적된 임상 데이터를 기반으로 만든 20여 개의 설문 문항(100점 만점)에 답하면 에너지의 생성, 순환 및 균형 조절 기능에 대한 항목별 점수가 제공되면서 자신의 에너지 상태를 파악할 수 있으며 또한 그에 맞는 건강 관리 솔루션을 받아볼 수 있습니다. 현재 저희는 이러한 시스템을 활용해 경희의료원과 자매결연하고 있는 공무원 연금공단 직원분들에게 메타버스 가상공간에서 일대일 맞춤형 <건강 상담실>을 매달 한두 차례 제공하고 있습니다.

[망문문절]

망진 望診

환자의 얼굴색이나 체형 등을 보고 진단하는 방법. 안색, 피부의 윤택한 정도, 신체의 비만하고 마른 정도, 행동의 양상 등 기본적인 상황을 파악한다.

문진 聞診

문진(聞診)은 환자의 말을 듣고 진단하는 방법. 환자의 음성이나 호흡 등 소리의 높낮이와 맑고 탁한 정도를 통해 생체에너지 상태를 진단할 뿐만 아니라, 말의 진실성 여부를 통해 환자의 정신적 상태까지도 진단할 수 있다.

문진 問診

문진(問診)은 환자에게 망진(望診)과 문진(聞診)으로 확인할 수 없는 사항을 직접 질문하여 획득한다. 발병 시기와 기간, 통증의 부위·형태·강도, 음식 습관, 대소변 상태, 수면 상태, 생리 상태 등의 정보로 생체에너지 상태를 진단할 수 있다.

절진 切診

일반적으로 맥을 짚어 판단하는 맥진과 이외에도 피부, 수족, 흉·복부, 배수혈(혈자리) 등을 촉진하거나 눌러보는 압진까지 포함한다. 이 모두가 생체에너지 상태를 진단하는 방법이다.

나를 살리는 에너지 플랜

식생활 편

정말 중요한 건 식생활이다

수많은 한의학 서적이 넘쳐나는데 왜 유독 많은 사람이 《동의보감》에 열광할까요? 허준이 주관하여 간행된 이 책은 2009년 세계 의학서적 최초로 유네스코 세계기록유산에 등재되기도 했습니다. 《동의보감》은 서양의학과 달리 '예방의학' 그러니까 병에 걸리지 않는 건강한 몸을 위한 '양생법'을 기본으로 했습니다. 동아시아에서 이천 년 동안 축적해 온 의학 이론을 집대성해 예방의학과 공공의료라는 이상을 남긴 귀한 발자취이지요.

현대인의 기대수명은 길지만, 건강수명은 이에 미치지 못합니다. 한국인은 평생 10년 정도는 질병을 앓다가 죽는다고 하니 오래 산다고 한들 병원에 누워 있다면 행복할 수 있을까요? 현대인들에게 무엇보다 중요한 것은 병에 걸리기 전부터 미리 관리하는 양생법을 익히고 숙지하는 것입니다.

양생법에 특별한 방법이 있는 것이 아닙니다. 자연의 이치에 순응하면서 생활하는 것이 중요합니다. 하루 생활 시간대별 양생법으로는 아침 일찍(5시) 일어나 몸을 움직이기 시작하여 오전에는 대사력을 끌어올리고 오후 5시 이후에는 서서히 몸을 안정시켜 저녁 10시에는 잠자리에 드는 것이 있습니다. 또한, 평소 자기 몸에 맞는 음식이나 운동, 생활 습관 등을 통해 몸의 기혈 에너지를 정상화해야 합니다. 특히 음식은 일상생활에 필요한 내 몸의 에너지를 생성하는 데 가장 중요합니다. 그래서 잘 먹어야 합니다. 그런데 여기서 잘 먹는다는 뜻은 무조건 영양가 많은 좋은 것을 먹으라는 게 아니라 내 몸의 에너지 상태에 맞춰 먹는 것입니다. 남에게 좋다는 음식이 꼭 내게도 좋지는 않습니다. 남들이 좋다는 음식 또는 광고하는 음식이 아니라, 내 몸의 에너지 상태를 이해하고 내 몸에 맞는 음식을 먹어야 합니다.

3대 영양소에 대한 기본지식

에너지 상태에 따른 식이요법을 이야기하기 전에 우선 우리 몸의 에너지를 만드는 영양소의 기본지식에 대하여 알아보려고 합니다. 아시다시피 인간에게 중요한 3대 영양소는 탄수화물, 지방, 단백질입니다. 이를 우리 가정 경제에 비유해 보자면 탄수화물은 지갑 속의 현금, 지방은 쓰고 남으면 저축하는 적금통장, 단백질은 근육의 원료로 부동산과 같습니다.

현대인들의 문제점은 빵, 면, 떡볶이 등 에너지로 사용하기 편리한 현금 형태의 탄수화물을 너무 선호한다는 것입니다. 음식으로 과잉 섭취된 탄수화물은 체지방으로 몸에 쌓이게 되고 이러한 지방은 몸속에서 에너지 순환에 문제를 유발하여 비만을 비롯하여 다양한 질병을 발생하게 합니다. 우리 몸의 근육은 단

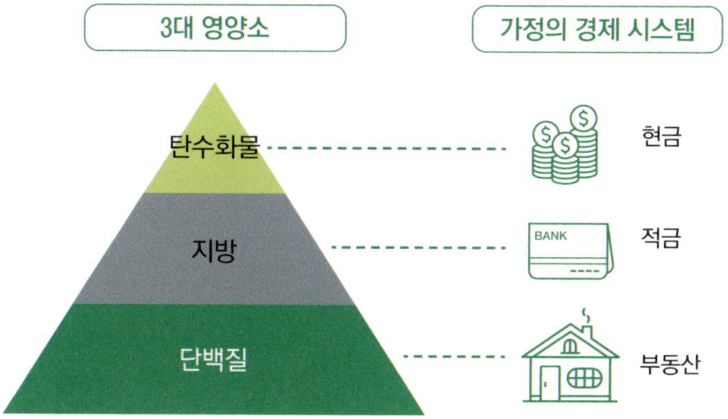

백질이 주성분인 부동산의 형태로 노후 대비나 비상시에 사용할 수 있는 든든한 에너지 덩어리입니다. 평소 건강한 사람도 40대 후반부터는 근육이 연 1%, 60대 이후가 되면 연 2-3%씩 줄어듭니다. 그러므로 평소 근육의 원료인 단백질 섭취는 대단히 중요합니다.

여러 언론에서도 체지방을 줄이고 근육량을 늘리기 위해 저탄수화물 고단백질 섭취를 강조하고 있습니다. '일반적'으로는 에너지 순환을 위해서 체지방을 줄이려면 저지방, 저탄수화물 식사를 하고, 근육량을 늘리기 위해 단백질 위주의 음식을 먹어야 합니다. 하지만 실제로 이런 방법이 모두에게 통하는 것은 아닙니다. 에너지 생성이 잘되지 않아 근육량이 부족한 마른 복부 비만 형태의 환자에게도 단백질 섭취는 필요하지만, 위장의 기능이 선천적으로 약하게 타고났기 때문에 단백질을 섭취했을 때 소화가 안 되어 더욱 힘들어하는 경우가 많습니다. 이런 경우에는 보통 탄수화물과 단백질을 굳이 따지지 않고 골고루 잘 먹어 에너지 생성을 우선하여 건강해진 다음, 단백질 섭취도 이어져야 합니다. 어떤 음식이든 내 몸의 에너지 상태에 필요한 음식을 섭취하는 것이 가장 중요합니다.

근육이 에너지가 흐르는 강폭의 크기라면, 체지방은 강바닥의 이끼!

내 몸의 에너지 순환은 강물의 흐름과 비슷합니다. 근육은 에너지가 흐르는 강의 폭에 비유할 수 있고, 축적된 불필요한 체지방은 강바닥에 끼어 있는 이끼에 비유할 수 있습니다. 강폭이 좁고 강바닥에 이끼가 많으면 물이 잘 흐르지 못합니다. 흐르지 못한 강물은 탁해지고 심하면 썩어갑니다. 몸속 에너지도 순환이 되지 않으면 염증이 생기며 각종 질병을 유발합니다.

강물이 잘 흐르도록 하려면 어떻게 해야 할까요? 강폭을 넓히고, 강바닥을 깨끗하게 하고, 강물 자체도 정화해야겠지요. 몸속 에너지를 잘 순환시키기 위해서도 마찬가지입니다. 에너지가 이동하는 양을 늘리기 위해 단백질 섭취로 근육량을 늘리고, 강바닥의 이끼를 걷어내기 위해서는 체지방을 줄여야 합니다. 강물 자체를 맑게 하려면 식생활에서 인스턴트 식품이나 화학첨가물을 줄여야 합니다. 가공하지 않은 자연 그대로의 음식을 추천합니다.

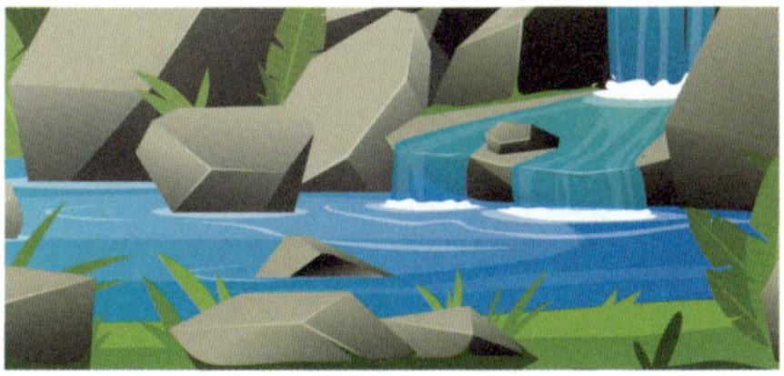

물 마시는 법

인체의 에너지 균형을 맞추는 데는 물과 불의 조화가 중요하다고 말씀드렸습니다. '물의 에너지'와 '불의 에너지'는 상호작용하며 몸의 에너지 기능을 조절합니다. 물은 차분하고 안정적인 에너지를 제공하며, 불은 활력과 열정의 에너지를 주는 요소입니다. 이 두 가지 에너지가 균형을 이룰 때, 신체는 최적의 건강 상태를 유지할 수 있습니다. 물은 단순히 생리적 요소를 넘어서 호르몬과 유사한 기능도 합니다. 호르몬의 이동을 돕고 신진대사를 조절하는 데 도움을 주는 '호르몬 보조제' 작용도 합니다.

세계보건기구(WHO)에서 권장하는 1일 물 섭취량은 2*l*입니다. 우리 몸은 70% 정도가 수분으로 이루어진 거대한 '물통'입니다. 태어날 때는 몸에 90% 이상의 수분을 함량하고 태어나지만, 성장기를 거쳐 노화되면서 점점 수분 함량이 줄어들게 됩니다. 노년기가 되면 수분이 70% 이하가 됩니다. 건강과 젊음을 유지하기 위해서는 맑고 깨끗한 물의 지속적인 공급이 필수적입니다. 몸에 충분한 수분 함량을 유지하면 노화 예방에 큰 도움이 됩니다. 그런데 옛말에 "물을 씹어 먹어라"는 말이 있듯이 물에도 '마시는 방법'이 있습니다. 건강하게 물을 마시는 방법은 다음과 같습니다.

① 조금씩 자주 마시기

하루 $2l$의 물 섭취를 채우려고 한꺼번에 몰아 물을 마시면 좋지 않습니다. 특히 평소 에너지 생성기능에 문제가 있다면 더욱 주의해야 합니다. 이런 사람은 평소 소화 기능에 문제가 있는 경우가 많은데, 한 번에 많은 물을 마시면 위액이 지나치게 희석되면서 소화 기능을 더욱 떨어뜨릴 수 있기 때문입니다. 또한, 한 번에 많은 물을 마실 경우 신장은 세포 팽창을 막으려고 이뇨작용을 일으켜 소변을 배출하는데, 이때 혈액 내 나트륨이 함께 배출되면서 나트륨의 균형이 깨져 몸에 이상이 나타날 수 있습니다. 물은 1~2시간마다 조금씩 나눠 마시는 것이 좋습니다.

② 미지근한 물 마시기

차가운 물을 마시면 혈관을 수축시켜 소화 과정을 방해합니다. 섭취한 음식에 있는 지방이 차가운 온도로 굳어서 원하지 않는 지방이 축적될 수 있습니다. 또한 차가운 물은 미주신경을 자극해서 심장박동수를 떨어뜨려서 심박수 저하로 이어질 수 있습니다.

아침에 일어나면 코나 목이 건조해서 냉장고에 있는 차가운 물을 꺼내 벌컥벌컥 마시는 사람들이 있습니다. 갑자기 차가운 물이 몸에 들어가면 위장이 놀라게 됩니다. 일반적으로 영상 11~15도의 물이 체내 흡수가 가장 빠릅니다. 특히 에너지 생성기능에 문제가 있는 사람은 체온과 비슷한 온도의 미지근한 물을 마시는 것이 좋습니다. 《동의보감》에도 언급된 '음양탕'을 마시길 권합니다. 먼저 컵에 뜨거운 물을 절반 정도 따른 후 거기에 차가운 물을 붓고 1분 정도 기다린 후에 마십니다. 따뜻한 물은 상승하고, 차가운 물은 하강하면서 에너지를 순환이 일어나는데 이를 음양탕이라고 부릅니다.

③ 습관 만들기

자기만의 습관을 만들어 물을 마시면 좋습니다. 일단 잠들기 전과 아침에 일어나자마자 물을 한 잔 마시기를 추천합니다. 수면에 방해가 되거나, 다음날 얼굴이 붓게 될까 봐 걱정하지 않아도 괜찮습니다. 에너지 균형에 문제가 있는 사람에게는 잠자기 30분 전에 마시는 물 한 잔이 오히려 숙면에 도움이 됩니다. 또한, 밤사이에 0.8~1 *l* 정도 수분이 증발하기 때문에 아침 기상 후 한 잔의 물로 부족한 수분을 채워주면 신진대사를 촉진하고 소변으로 노폐물을 배설하는 데 도움을 주어 활력 있는 하루를 보낼 수 있습니다.

식사할 때나 식사 후 바로 물을 마시는 건 좋지 않습니다. 위에서 소화가 시작될 때 위액이 나오고 음식이 분해됩니다. 이때 몸이 필요로 하는 비타민과 영양분은 흡수하고 필요 없는 부분은 장으로 이동시킵니다. 많은 양의 물을 마시면 위액을 희석해

인슐린 수치가 높아지고 소화가 방해되면서 속이 더부룩해지고 가스가 차게 됩니다. 그래서 물은 식사 30~40분 전에 500ml 이내로 섭취하는 것이 가장 좋습니다.

④ 순수한 물 마시기

앞서 이야기한 것처럼 우리 몸은 70%가 수분으로 이루어진 물통입니다. 물통의 물을 깨끗하게 유지하려면 순수한 물이 가장 좋습니다. 진료하다 보면 환자분들이 물처럼 마실 몸에 좋은 음료수를 알려달라고 하십니다. 하지만 저는 아무것도 첨가되지 않은 순수한 물을 추천합니다. 맹물을 먹기 힘들다면 개인의 몸 에너지 상태에 따라 한약재를 넣고 연하게 우려 마시도록 추천하기도 합니다. 특히 수분 섭취 목적으로 커피나 주스, 음료수 등은 추천하지 않습니다. 카페인은 오히려 탈수 증상을 일으키며, 주스나 음료수는 당이 높아서 몸에 좋지 않습니다.

술도 건강하게 마실 수 있다?

술은 일반적으로 '불의 에너지' 속성을 지니고 있어, 체내에서 열을 발생시키고 에너지를 증진하는 특성이 있습니다. 그러나 술의 종류에 따라 그 속성에 차이가 있습니다. 예를 들어, 맥주는 차가운 성질이 있으며, 소주나 위스키 같은 증류주는 뜨거운 성질이 있습니다. 이러한 차이는 술을 선택하거나 음용할 때 고려해야 할 중요한 요소입니다.

① 간 건강과 음주 주기

어떤 술이든 하루에 두 잔 이상 마시면 알코올을 분해하느라 간에 많은 부담이 가게 됩니다. 간은 신체의 '해독 공장' 역할을 하며, 알코올을 분해하는 과정에서 간세포가 손상될 수 있습니다. 따라서, 음주 후에는 최소 2일 정도의 휴식이 필요합니다. 이는 간이 회복할 시간을 주어 간 건강을 보호하고, 장기적으로 건강한 음주 습관을 유지하는 데 도움이 됩니다.

② 얼굴의 발적

술을 마신 후 얼굴이 붉어지는 현상은 종종 알코올 분해효소 부족에 기인합니다. 알코올 분해효소는 알코올을 분해하여 체내에서의 독성을 줄이는 역할을 합니다. 하지만 단순히 체질에 따른 알코올 분해효소의 분비 문제로, 이것이 술이 얼마나 센지 알코올이 몸에 더 해로운지 등의 지표가 되지는 않습니다. 장기적으로 음주를 계속하면 시간이 지나면서 체내 효소 수준이 증가하여 오히려 얼굴 발적 현상이 완화될 수도 있습니다.

③ 술 마시는 법

- **적당한 양**: 하루 권장 음주량을 지키며, 과도한 음주는 피해야 합니다. 성별과 체중에 따라 적절한 음주량이 다릅니다. 이를 고려하여 음주량을 조절합니다.

- **음양의 균형**: 술의 종류에 따라 더운 성질과 찬 성질을 고려하고, 본인의 에너지 상태를 고려해서 마십니다. 본인의 에너지를 모를 때는 '소맥'처럼 더운 성질(소주), 찬 성질(맥주)의 술을 혼합하여 음양의 조화를 이룬 술을 마시는 것도 좋습니다.

- **음주 후 휴식**: 음주 후에는 간의 회복을 위해 적절한 휴식과 충분한 수분 섭취가 필요합니다. 간이 충분히 회복할 수 있도록 음주 후 2일 이상 간격을 두는 것이 바람직합니다.

똑같이 술을 마시더라도 종류별 성질과 음용법에 따라 건강에 서로 다른 영향을 미칠 수 있습니다. 본인의 에너지 상태를 고려한 적절한 음주 습관을 유지하고, 간 건강을 보호하기 위한 주의가 필요합니다. 건강하게 술을 즐긴다면 체내 에너지 균형을 맞추고, 장기적으로 건강을 유지하는 데 도움이 되는 부분도 생길 수 있습니다.

내 몸에 맞는 영양제는 따로 있다

코로나 이후 면역력 강화에 대한 관심이 더욱 증가하였습니다. 덩달아 영양제의 수요가 기하급수적으로 증가하고 있다고 합니다. TV나 각종 언론 매체를 통하여 다양한 성분과 효능을 지닌 영양제가 홍보되고 있으며 주위 너무나 많은 사람이 건강관리 목적으로 다량의 영양제와 건강기능식품을 먹습니다. 심지어는 여러 영양제나 건강기능식품을 복용하다 보니 배가 불러서 식사할 수 없을 정도라는 분도 있습니다.

저는 영양제나 건강기능식품을 추천하지 않습니다. 우리 몸에 필요한 요소는 음식을 통하여 충분히 섭취할 수 있고 그렇게 해야 합니다. 지나친 영양제나 건강기능식품은 간이나 신장 등 여러 장기에 부담을 줄 수 있습니다. 일반인들에게 가장 잘 알려진 비타민C만 하더라도 장기적으로 복용하면 신장결석, 통풍, 위장장애 등의 부작용이 있을 수 있습니다. 하지만 바쁜 현대사회에서 음식으로 비타민이나 미네랄을 충분하게 챙겨 먹기가 힘들다면, 기본적으로 종합 비타민 하나 정도를 드시길 추천합니다. 그리고 여건상 햇빛을 충분히 보지 못하는 경우 비타민D 정도를 챙겨 먹으면 충분합니다.

그렇지만 영양제나 건강기능식품의 도움을 꼭 받고 싶으시다면 전문의와 상의하여 본인의 현재 에너지 생성, 순환, 균형 조절기능에 맞게 선택하는 것이 중요합니다. 예를 들면 에너지 생성이 부족한 경우에는 평소 소화력 문제를 개선하는 게 좋습니다. 필요한 에너지 생성을 충분히 하지 못하기 때문에 유산균이 포함된 식품이나 보충제 섭취를 추천합니다. 유산균은 장 건강을 개선하고 소화 기능을 돕는 데 유리하며, 장내 미생물의 균형을 맞추어 에너지 생성을 촉진하는 데 도움을 줄 수 있습니다.

에너지 순환기능에 문제가 있는 경우에는 대사력과 에너지 순환을 높여주는 건강기능식품을 추천합니다. 녹차와 커피는 카페인과 항산화 물질이 풍부하여 대사와 에너지 순환을 촉진하는 데 도움을 줄 수 있습니다. 하지만 국민 영양제로 알려진 오메가-3 지방산이나 단백질 보충제는 에너지 순환에 문제가 있는 경우에는 도움이 되지 않을 뿐만 아니라 오히려 해가 될 수도 있습니다. 이러한 체질은 평소 에너지 소모보다 섭취가 과잉되어 지방 형태로 축적되면서 전신 비만을 비롯한 다양한 대사성 질환을 나타내게 됩니다. 이러한 분들은 건강 관리를 위해서 에너지 섭취를 줄이고 운동을 통하여 에너지 소모를 늘려야 합니다. 그런데 식사 외에 오메가-3 지방산이나 단백질 보충제를 먹으면 오히려 에너지 섭취를 늘리게 됩니다. 간혹 연구자 중에는 오메가-3 지방산이 좋은 지방인 불포화지방산으로 나쁜 포화지방산을 줄이고 혈관벽 및 적혈구의 흐름을 원활하게 한다는 효능을 주장하면서 필수 영양제로 복용을 권고하기도 합니다. 하지만 저자의 관점에서 이는 숲은 보지 못하고 나무만을 본 결과가 아닌가 생각합니다.

에너지 균형이 조절되지 않는 경우에는 산수유, 석류, 구기자와 호르몬 조절에 도움이 되는 한약재가 첨가된 건강기능식품을 추천합니다. 산수유는 전통적으로 에너지의 균형을 맞추고, 신체의 내적 환경을 조절하는 데 도움을 준다고 알려져 있습니다. 이러한 식품은 체내 에너지 균형을 유지하고 과잉이나 부족 상태를 예방하는 데 도움이 됩니다.

에너지 상태에 따른 내 몸 맞춤 플랜

식이요법

에너지 생성기능을 개선하려면

에너지 생성기능이 약한 사람은 평소 소화가 잘되지 않고, 손발이 차며, 쉽게 피곤해지고, 외형은 마른 복부 비만이 많으며 성격은 주로 소심하고 내성적인 편입니다. 이들에게 가장 중요한 것은 에너지 생성을 위해 평소 소화가 잘되는 음식을 먹는 것입니다. 예를 들어, 이분들은 남들에게 현미 잡곡밥이 몸에 좋다는 이야기에 같이 먹고 나서 소화 흡수가 안 되어 오히려 몸이 더 힘들어지는 경우도 많습니다. 우리 몸을 자동차에 비유하면, 이런 분들은 자동차 크기에 비하여 엔진의 성능이 작기 때문에 고급 휘발유를 조금씩 자주 넣어주어야 합니다. 즉, 소화 잘되는 음식을 조금씩 자주 먹어야 합니다. 그리고 소화 기능이 약하기 때문에 입에서 음식을 어느 정도 소화해서 위로 넘겨준다는 생각으로 천천히 오래 씹고 삼켜야 합니다. 생각이 바뀌면 몸이 바뀝니다.

특히, 피해야 할 음식은 밀가루로 만든 음식과 찬 음식입니다. 밀가루의 글루텐이라는 성분이 소화에 부담을 주기 쉽습니다. 찬 음식을 소화하려면 몸에서 데워야 하는데 이 과정에서 에너지가 소모되기 때문에 탄산음료나 냉장고에서 바로 꺼낸 과일 등은 피하는 것이 좋습니다. 생성기능이 약한 이러한 분들에게 가장 좋은 음식은 무엇보다 소화가 잘되는 음식입니다.

특징 **소화기가 약하고 마른 복부 비만, 손발이 차가움, 성격이 소심하고 내성적인 편**

식습관	**소화가 잘되는 음식을 조금씩 자주 먹을 것, 오래 씹고 삼키기**
피해야 할 것	**밀가루 음식, 찬 음식**

에너지 순환기능을 개선하려면

이런 분들은 "아침에 일어나면 얼굴이 붓고 물만 먹어도 살이 찌는 것 같다"라고들 하십니다. 외형은 전신 비만인 경우가 많습니다. 평소 소화에는 문제가 없어서 음식을 과잉 섭취하거나 영양소의 불균형이 보통 문제가 됩니다.

앞서 이야기한 것처럼 영양소 중에서 탄수화물은 현금, 지방은 적금, 단백질은 부동산과 비슷합니다. 모두 가정 경제에 필요한 요소인 건 같지만, 현대인들은 바쁜 일상생활로 인해 시간에 쫓기기 때문에 인스턴트 가공식품이나 바로 에너지로 쓸 수 있는 현금 같은 탄수화물을 선호합니다. 밀가루 음식이나 과일을 과잉 섭취하면 쓰고 남는 칼로리는 적금이라는 지방 형태로 체내에 저장되며, 이러한 과잉된 체지방은 에너지 순환 문제의 주범이 됩니다.

따라서 에너지 순환기능에 문제가 있는 사람은 일차적으로 몸속에 과잉 축적된 체지방을 줄이기 위해 소식으로 위를 줄여야 합니다. 수술하지 않고 위의 크기를 줄이는 것이 가능하며, 이는 뒤에서 알려드릴 '위를 줄이는 방법'을 통해 실천하시길 바랍니다.

그다음으로는 식사의 패턴을 바꾸어야 합니다. 에너지가 순환되는 강바닥의 이끼를 걷어내기 위해 저지방의 식사는 물론이고 저탄수화물의 식사를 해야 하며, 에너지가 순환하는 강폭을 넓히기 위해 고단백질 위주의 식사를 통해 근육량을 늘려야 합니다.

특징	**비만 체형, 잘 붓고 몸이 무거움**
식습관	**소식, 고단백 위주의 식사**
피해야 할 것	**많이 먹는 것, 고지방과 고탄수화물**

에너지 균형 조절기능을 개선하려면

평소 생각이 많고 활동적이며 성격이 급하고 외향적인 분들이 많습니다. 깊은 잠을 못 자고 야행성의 경향이 있습니다. 이 특징은 주로 중년 여성의 갱년기에 많이 나타납니다. 에너지 균형이 깨어진 상태가 오래되면 체형도 변하게 되는데 거울을 보면 하체에 비해 상체가 발달한 상체 비만과 같은 외형을 보입니다. 이러한 사람들은 특히 에너지가 위로 치우치면서 발산되어 에너지 소모가 많습니다. 따라서 다른 유형에 비해서 평소 음식을 좀 많이 먹어도 괜찮습니다.

에너지 균형 조절기능에 문제가 있는 사람에게는 에너지를 아래로 끌어내리도록 바다에서 나는 찬 성질의 해산물 등을 추천합니다. 오히려 에너지를 위로 끌어올릴 수 있는 맵고 자극적인 음식은 피하는 것이 좋습니다. 특히 커피, 녹차 등 카페인 음료를 주의해야 합니다. 마시려면 반드시 아침 10시 이전에 마실 것을 권장합니다.

특징	**활동적, 외향적, 하체에 비해 상체가 비대**
식습관	**해산물 등 찬 성질의 음식**
피해야 할 것	**맵고 자극적인 것, 카페인 음료(녹차, 커피 등)**

tip

위용량을 줄이는 방법

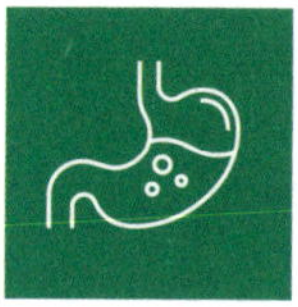

에너지 순환에 문제가 있는 사람은 특히 과식이 문제가 됩니다. 위의 크기를 줄여야 과식하는 습관을 없앨 수 있습니다. 위의 크기가 작아져야 적게 먹어도 포만감을 느낄 수 있기 때문입니다.

1. 밤 11시 전 수면 (가장 중요)

인류의 역사에서 가장 긴 시간을 차지하는 것은 수렵 채집 기간입니다. 이 기간 인간은 먹을거리가 많은 시기에는 이를 지방세포에 저장해두는 것이 생존에 유리했습니다. 이때의 생활 습관이 여전히 인간에게 남아서 식욕 촉진 호르몬인 그렐린은 하루 세 번 분비됩니다. 그런데 밤 11시 이후까지 잠을 자지 않으면, 에너지 소모를 예측하고 이를 대비하기 위해 그렐린이 한 번 더 분비되어 야식의 유혹이 생깁니다. 이렇게 식욕 관련 호르몬이 균형을 잃게 되면 본인의 의지만으로는 식사량을 조절하기 힘듭니다.

2. 한 접시에 담아서 먹기

하나의 접시에 밥과 반찬을 모두 담아 먹으면 한 끼 식사량을 눈으로 확인할 수 있습니다. 이렇게 접시 하나에 담아 1회에 먹는 총식사량을 확인하면서 조금씩 줄이도록 합니다. 식사량을 줄이면 위의 크기는 2개월부터 서서히 줄어들기 시작합니다.

3. 1일 3식

체중 감량을 위해 단기적으로 하루 18시간 공복을 유지하거나, 1주일에 5일은 정상적인 식사, 2일은 단식을 하는 등의 '간헐적 단식'은 다이어트나 해독에 효과가 있을 수 있습니다. 하지만 몸이 정상화된 이후에는 1일 3식을 권장합니다. 우리 몸이 하루를 생활하는 데 대략 1,800에서 2,200kal 정도의 에너지가 필요한데, 이러한 필수적인 에너지 공급을 하루 한 번 먹거나 간헐적으로 먹어 채운다면 위의 크기가 줄어들기 힘듭니다. 장기적으로 작은 위의 크기를 유지하는 것이 소식과 다이어트에 긍정적인 영향을 줄 것입니다.

4. 반드시 간식은 피하기

위의 크기를 유지하려면 간식은 반드시 피해야 합니다. 몸에 맞게 위를 줄여놓고 간식을 더 먹으면 하루에 필요한 에너지 이상으로 과잉 공급되고 과잉된 에너지는 지방으로 축적됩니다. 과잉 축적된 지방 세포를 먹여 살리기 위해 뇌에서는 위의 용량을 늘리라는 신호를 보냅니다. 저는 에너지 순환에 문제가 있는 환자분들께는 "혹시 아이스크림이 너무 먹고 싶더라도 차라리 식사 때 드시라"라고 이야기합니다. 이는 부득이 간식을 먹게 된 경우 다음 식사 때 그만큼 식사량을 줄이거나 산책을 통해 그만큼의 에너지를 더 소모해야 한다는 것을 강조하기 위해서입니다. 에너지 순환에 문제가 있는 사람이 위의 크기를 줄이지 않으면 언젠가는 과식하게 됩니다. 본인의 노력만으로 힘들다면 위의 크기를 줄여주는 한약의 도움을 받을 수도 있습니다.

운동 편

내 몸 에너지 맞춤 운동은 따로 있다

현대인은 여러 이유로 교실, 도서관, 사무실 등에서 낮시간의 반 이상을 앉아서 지내는 경우가 많아졌습니다. 하지만 인류는 아주 오랜 기간 수렵 채집 형태로 삶을 이어왔기 때문에, 인간의 삶이 유지되려면 걷고 뛰는 움직임이 필수적입니다. 그 옛날 직접 사냥감을 잡던 기쁨이 뇌에 새겨져 있기에, 우리는 축구나 농구를 하면서 집단으로 공을 쫓거나 사격에서 과녁을 맞히는 것에 희열을 느낍니다. 어찌 보면 생존을 위해 했던 행동이 놀이로 바뀐 것이지요.

수영이나 건강, 노화, 다이어트 관련 도서를 살펴보면 대부분 걷기, 뛰기, 수영 등 유산소운동과 근력 운동의 중요성을 강조합니다. 일반적인 건강은 물론이고 기억력이나 기분 조절 능력도 운동과 깊은 관련이 있다고 하니 사람들은 모두 바쁜 일상에서도 짬을 내어 헬스나 수영, 필라테스, 요가 등 생활운동을 하기 위해 노력합니다. 운동과 일상의 움직임은 음식을 통하여 만들어진 에너지를 순환시켜 인체 각 기관의 조직에 공급하는 데 아주 중요한 역할을 합니다. 하지만 무조건 운동을 많이 한다고 좋은 것이 아닙니다. 내 몸에 맞지 않는 운동은 오히려 노동이 될 뿐이고, 오히려 내 몸에 에너지 문제를 유발할 수 있습니다. 따라서 내 몸의 에너지 상태에 맞는 운동을 찾아서 필요한 만큼 하는 것이 중요합니다.

안구건조증으로 진료실을 찾아온 50대 직장인 남성분이 있으셨습니다. 스마트폰과 컴퓨터 사용 시간이 늘어나면서 눈이 시리고 건조하게 되었고, 심할 때는 따가운 증상도 나타났습니다. 종일 사무실에 있으니 운동 부족이 원인이라고 생각하고, 퇴근 후 운동을 시작했더니 안구건조증 증상이 더 심해졌다고 하셨습니다. 병원에서는 전자기기를 줄이기를 권하며 인공눈물을 처방했지만, 직업상 전자기기 사용 제한에 한계가 있었습니다.

진단해 보니 이분은 안구건조증 외에도 비만과 목덜미가 당기고 어깨가 결리는 증상도 있었습니다. 에너지 순환과 균형에 문제가 생기신 분이었지요. 물과 불의 에너지가 분리되어서 얼굴 위쪽으로는 열이 나고, 허리 아래쪽으로는 냉기가 느껴진다고 하셨습니다. 그런데 이런 증상은 저녁에 하는 운동으로 더 악화되고 말았습니다. 자연의 에너지 흐름은 저녁에는 하강하면서 안정되어야 합니다. 그런데 운동을 하면 에너지가 상승됩니다. 게다가 가슴근육을 키우려고 역기를 드는 등 상체운동을 많이 하였기 때문에 에너지가 위로 몰리는 현상이 더욱 심해졌습니다.

이분께는 아침에 몸의 에너지 대사를 항진시키고 저녁에는 안정될 수 있게 도움을 주는 한약을 처방하고, 커피는 아침 10시 이전에 마실 수 있도록 했습니다. 그리고 운동은 하체운동으로 계단 오르기, 맨발 걷기를 권하였습니다. 환자분은 점차 숙면할 수 있게 되었고 과거 한 번씩 나타나던 폭식의 욕구도 없어졌다며 신기해하셨습니다. 2개월 정도가 지나니 몸이 가벼워지고 얼굴의 열감과 안구건조증의 불편함도 사라졌습니다. 여러분도 자신의 에너지 상태를 진단하고 맞춤 운동을 찾아 꾸준히 계속해 나가시길 바랍니다.

운동보다 우선이 자세 (경락펴기)

걷고 뛰기 이전에 먼저 확인해야 할 것이 자세입니다. 일상의 움직임이나 운동으로 순환의 추동력을 만들기 이전에 경락(經絡)을 바르게 펴야 합니다. '경락'이란 오장육부의 기혈 에너지가 흐르는 통로입니다. 장부의 기능으로 만들어진 에너지를 인체 각 기관 조직으로 전달하는 역할을 합니다. 현대의학적인 관점으로 설명하면 신경(신경의 전도, 자율신경 기능)과 혈관(혈액의 순환)의 기능을 통합한 것이 경락이라 할 수 있습니다. 평소 자세가 바르지 않으면 경락이 접혀 에너지 순환이 원활치 못합니다. 바른 자세가 기본이며 운동보다 더 중요합니다. 우리 몸을 잘 관찰하면 경락이 접히는 부분인 옆구리, 복부, 팔뚝, 허벅지 등에 지방이 쌓입니다. 하루 5시간 정도의 책상근무자는

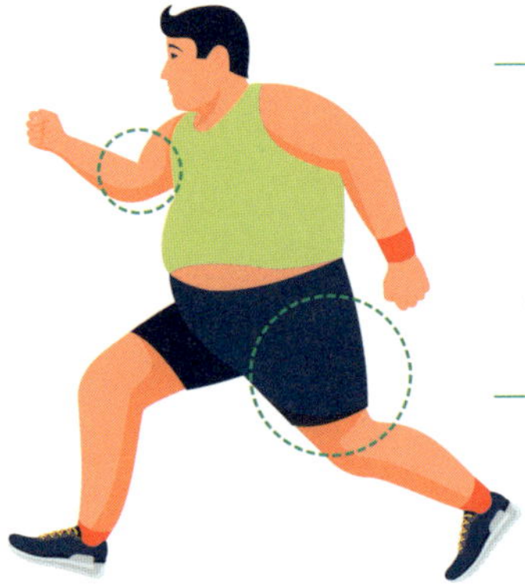

접히는 신체 부위는
순환이 잘 안 되므로
경락의 흐름을 잡기 위해
몸을 바로 세우는 것이 가장 중요

그렇지 않은 사람에 비해 1.5배 정도의 비만율을 나타낸다는 보고도 있습니다. 세계보건기구인 WHO에서도 책상근무자는 30분마다 자리에서 일어나라고 권고하고 있습니다.

바른 자세의 기본은 평상시 배꼽을 등 뒤쪽으로 가볍게 당기는 느낌인데 이렇게 하면 몸이 세워지고 가슴이 펴지게 되며 에너지 흐름 통로인 경락이 펴지게 됩니다. 자세가 바르지 않은 상태에서 운동을 하는 것은 마치 소화 기능이 좋지 않은 상태인데 좋은 음식이라고 마구 먹는 것처럼 제대로 된 효과를 볼 수 없습니다. 오히려 역효과가 날 수도 있지요. 평소 거울을 볼 때 자신에게 거북목이나 일자목은 없는지, 허리와 등, 목이 자연스러운지 어깨와 고관절의 움직임이 부드러운지 등을 확인하는 습관을 들입시다. 자리에 앉거나 누울 때, 걸을 때도 항상 바른 자세를 갖도록 노력하는 것이 좋습니다.

에너지 상태에 따른 걷기

걷기는 운동의 처음이자 끝이라고 할 수 있습니다. 그저 쉽게만 생각할 수 있는 걷기도 편안하고 바른 자세로 에너지 상태에 따라 방법을 달리하면 건강 관리에 큰 도움이 됩니다. 걸을 때는 배를 등 뒤쪽으로 가볍게 당겨 등과 어깨를 펴고 몸과 바닥이 수직을 이루는 상태에서 가슴을 살짝 내민 느낌으로 걷습니다. 발과 발 사이의 각도는 수평을 이루는 것이 좋습니다.

에너지 생성기능에 문제가 있거나 체형이 마른 복부 비만이라면 몸속 에너지가 움직이면서 순환할 수 있도록 가볍게 자극만 준다는 생각으로 힘들지 않게 본인의 능력에 맞게 편하게 걸으면 됩니다. 걷는 시간은 40분 내외를 추천하지만, 개인의 능력에 따라 조절합니다. 걸으면서 가볍고 부드러운 음악을 들어도 좋습니다.

에너지 순환기능에 문제가 있거나 전신 비만의 체형을 가진 사람이라면 무엇보다 에너지를 강하게 순환시킬 목적을 가지고 걸어야 합니다. 따라서 숨이 찰 정도의 스피드 워킹을 합니다. 10분에 2,000보 내외의 빠른 걸음으로 걷고 이를 40분 이상 유지합니다. 처음 20분은 탄수화물을 소비하고, 그 이후로는 지방을 소모하니 적어도 40분 이상은 걷는 것이 좋습니다. 40분 정도 걸으면 200㎉ 정도의 에너지를 소모할 수 있습니다. 걸으면서 다이내믹하면서 비트가 강한 음악을 들으면 효과가 더 좋습니다.

에너지 균형 조절기능에 문제가 있거나 상체 비만의 체형을 가진 사람은 걷기를 통해 에너지를 엉덩이와 허벅지 쪽으로 끌어내리는 느낌으로 걷습니다. 몸을 곧게 세우고 엉덩이에 힘을 주고 천천히 걷는 파워워킹을 합니다. 일반적으로 걷기는 40분 내외를 추천하지만, 여기서 중요한 것은 시간보다 얼마나 엉덩이에 힘을 주고 저항을 하면서 걷느냐에 달려 있습니다. 걸으면서 정적이면서 안정된 클래식 음악을 듣기를 추천합니다.

상체운동과 하체운동

어떤 운동을 할지 결정할 때 보통 지방 대사를 위한 유산소운동을 할지, 혹은 근력 강화를 위한 근력 운동을 할지를 두고 고민합니다. 하지만 에너지 균형 조절을 위한 관점에서는 상체운동인지 하체운동인지도 중요합니다. 우리 몸의 에너지도 자연의 에너지에 순응하여 아침에 해가 뜨면 위로 상승하고 저녁에 해가 지면 아래로 내려가 수승화강의 균형이 이루어져야 합니다. 하지만 요즘 젊은 직장인들은 아침에는 시간에 쫓겨 퇴근 후 저녁 운동을 하는 경우가 더 많습니다. 특히 남성분들은 가슴근육을 키우기 위해 저녁에 피트니스 센터에서 역기 등 상체운동에 집중하기도 하는데, 이는 몸의 에너지 균형을 깨뜨리는 좋지 않은 운동법입니다.

진료하는 젊은 환자들 가운데 특별한 이유 없이 불면증에 시달리고 낮에는 잠이 부족하여 업무에 집중을 못 하거나, 우울증이 와서 정신과 약을 복용하는 환자를 종종 봅니다. 그런데 이런 분들 가운데 잘못된 운동법으로 인하여 에너지 균형이 깨어진 경우도 꽤 보았습니다. 운동은 가능하면 아침 운동이 좋고 특히 부득이 저녁에 운동해야 할 경우에는 반드시 상체운동은 피하고 하체운동으로 에너지를 아래로 끌어내려야 합니다. 직장에서 스트레스를 받으면 괜히 친구를 붙잡고 술잔을 기울이지 말고 퇴근하면 생수를 한 병 들고 하체운동에 최적인 계단 오르기를 하세요. 10층까지 2~3번만 오르면 머리가 맑아지고 안정될 것입니다.

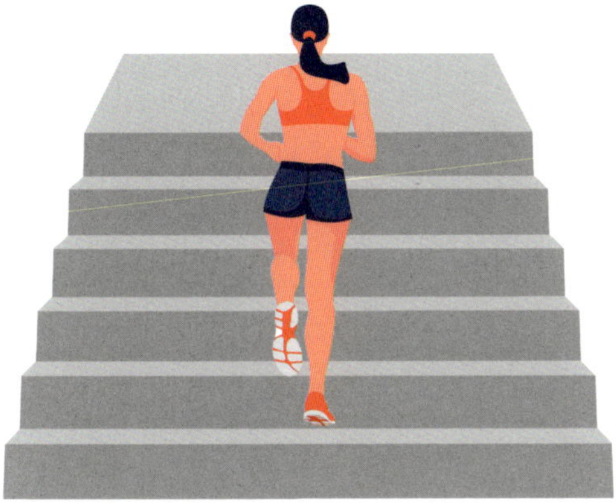

엉덩이와 허벅지는 에너지와 호르몬의 창고

평소 밤잠을 설치면서 뒷골이 당기고 입이 마르고 눈에 충혈이 생기는 경우, 나이가 들면서 하체는 약해지고 상체는 비대해지는 경우, 갱년기로 얼굴이나 상체에서는 열이 나고 허리 아래는 약해지거나 냉기를 느끼는 경우, 이 모두를 한의학에서는 몸에 물과 불의 에너지 균형이 깨어져 수승화강이 이루어지지 않아서라고 봅니다. 부족한 물의 에너지 보충을 위해서는 호르몬을 제대로 생성하고 저장하려는 노력이 필요합니다.

우리 몸의 호르몬은 밤 10시부터 새벽 3~4시까지 깊은 수면을 통하여 생성되고 생성된 호르몬은 근육에 저장됩니다. 우리 몸의 근육은 70%가 하체에 분포하고 있습니다. 허벅지에만 40%의 근육이 있습니다. 따라서 숙면을 통하여 생성된 호르몬을 몸에 잘 저장하기 위해서는 엉덩이, 허벅지, 종아리 등 하체 근육을 키워야 합니다.

앞서 이야기했듯이 우리 몸의 근육은 40대가 되면 매년 1%씩 감소하기 시작하고, 60~70대가 되면 2~3%씩 감소합니다. 나이가 들면서 호르몬 생성도 줄어들지만, 호르몬 저장창고인 하체 근육도 쪼그라들게 됩니다. 따라서 40대가 넘어서면서부터 하체 강화 운동을 해야 합니다. 대표적인 하체 강화 운동으로 계단 오르기, 맨발 걷기, 스쿼트, 런지 등이 있습니다.

골반 운동의 놀라운 영향

골반과 뇌는 신경계와 호르몬 시스템을 통해 밀접하게 연결되어 있으며, 인체의 중심부로서 중요한 역할을 합니다. 골반은 자율신경계 중 부교감신경과 연결되어 있으며, 골반의 움직임은 부교감신경계를 자극하여 자율신경계의 균형을 맞추는 데 기여합니다. 골반의 움직임으로 신경계와 호르몬 시스템을 통해 뇌에 다양한 자극을 줄 수 있습니다. 골반 부위의 운동이 뇌의 기능에 깊은 영향을 미친다는 많은 연구 결과가 있습니다. 골반 운동으로 신체적 및 정신적 건강을 개선할 수 있습니다.

사실 모든 인체의 물리적 움직임이 도파민 수용체를 활성화하고 세로토닌과 엔도르핀을 방출하도록 합니다. 그래서 고강도 운동을 하면 스트레스 반응이나 통증이 완화되고 기분이 좋아지는 효과가 있습니다. 특히 골반 운동은 뇌의 해마를 자극하여 기억력과 학습능력을 향상시키고, 전두엽을 활성화해 문제해결 능력과 창의성을 증진시킵니다. 이러한 골반 운동은 인지기능을 강화하고 뇌의 전반적인 건강을 유지하는 데 중요한 역할을 합니다. 골반은 호르몬과의 상호작용을 통해 신체의 생리적 균형을 조절하며, 이는 뇌와 신체의 전반적인 건강에 긍정적인 영향을 미칩니다.

골반을 자극하는 대표적인 운동으로는 걷기, 댄스, 골프 등이 있습니다. 걷기는 가장 기본적인 골반 운동입니다. 가볍게 골반을 움직이는 것만으로도 신경계와 호르몬 시스템을 조절하고, 통증을 완화하며, 기분을 개선할 수 있습니다. 이러한 운동은 머릿속 잡생각을 없애고 심신의 균형을 맞추는 데 효과적입니다. 걷기 가운데 좀 더 골반에 자극을 줄 수 있는 운동은 계단 오르기입니다. 가장 강력한 골반 운동은 골프와 댄스입니다. 골퍼들은 골프를 "좋아하느냐" 혹은 "좋아하지 않느냐"는 잘못된 질문이라고 합니다. 골프는 치는 사람이면 다 좋아하기 때문에 "치느냐" 혹은 "치지 않느냐"라고 물어야 한다는 것입니다. 댄스나 골프는 활동하는 동안 골반이 자극되어서 엔도르핀이 분비되고 즐거워집니다. 중독성이 있어서 시작하면 누구나 좋아하게 된다는 이야기입니다.

계단 오르기는 혼자서 편하게 할 수 있는 대표적인 골반 운동입니다. 신체의 중심부인 골반을 활성화하여 혈류와 림프 순환이 촉진되며, 신체와 뇌에 산소와 영양분이 원활하게 공급하게 됩니다. 이러한 생리적 변화는 뇌파 활동에도 영향을 미쳐 명상에서 경험하는 것과 유사한 상태를 유도하게 됩니다. 골반 운동이 명상적 효과를 얻는 데 도움이 되는 주요 기전은 다음과 같습니다.

뇌파 안정화: 골반 운동은 세로토닌과 도파민 같은 신경전달물질의 분비를 촉진하여 뇌파의 안정화를 돕습니다. 규칙적인 골반 운동은 알파파와 세타파의 증가를 유도해, 심신이 편안해지고 명상 시 경험하는 내적 평온함을 느끼게 합니다. 이는 집중력 향상과 스트레스 완화로 이어지며, 정신적인 명료함을 제공합니다.

호르몬 균형과 심신 조화: 스트레스 호르몬인 코르티솔 수치를 낮추고, 엔도르핀 및 세로토닌 같은 긍정적 호르몬의 분비를 증가시켜 마음의 안정과 행복감을 느끼게 합니다. 이로 인해 명상에서 느낄 수 있는 심신의 조화를 운동을 통해 자연스럽게 경험할 수 있습니다.

몸과 마음의 연결 강화: 골반은 신체의 중심이자 근원적인 에너지가 모이는 곳으로, 이곳을 집중적으로 자극하는 운동은 내면의 감각을 깨우고, 자기 인식을 향상시킵니다. 걷기, 댄스, 골프와 같은 골반 중심의 운동은 명상의 한 형태로 간주될 수 있으며, 이를 통해 몸과 마음이 연결되는 깊은 집중 상태에 도달할 수 있습니다.

신경성장인자와 인지기능 향상: 신경성장인자(NGF)의 분비를 촉진하여 뇌의 신경세포 연결을 강화합니다. 이로 인해 명상 시 경험할 수 있는 인지기능의 개선과 창의적 사고를 지원하며, 정신적 명료함을 유지하고 깊은 통찰을 얻는 데 도움을 줍니다.

골반 운동은 단순한 신체적 활동을 넘어서 뇌의 기능을 자극하여, 신체와 정신의 건강을 동시에 향상할 수 있는 강력한 방법입니다. 따라서 가장 좋은 명상 수련으로는 계단 오르기를 추천합니다. 매일 규칙적으로 계단 오르기를 꾸준히 실천하면 신경계와 호르몬 시스템이 조절되고, 전반적인 삶의 질을 높일 수 있습니다.

에너지 상태에 따른 내 몸 맞춤 플랜

운동법

다른 사람이 한다고, 몸에 좋다고, 함부로 따라 하거나 무리하여 운동하지 마세요. 내 몸의 에너지에 맞는 운동이 중요합니다.

에너지 생성기능을 개선하려면

평소 에너지 생성이 되지 않는 사람에게는 늘 피곤한 기색이 있습니다. 그래서 주위 사람들이 "너 운동 부족이다"라면서 건강에 신경 쓰라고 밖으로 떠밉니다. 그런데 이런 분들에게는 심한 운동이 오히려 몸을 망가뜨리게 되며 노동일 뿐일 수 있습니다. 이런 분들에게는 몸의 에너지가 순환될 정도로만 하는 가벼운 산책이나 일상생활의 움직임만으로도 충분합니다. 추천 운동은 스트레칭, 요가, 필라테스 등이며 특히 단전호흡은 에너지 생성에 문제가 있는 사람에게 가장 좋은 운동입니다. 평소 소화가 잘되지 않고 복부에 힘이 없는 분들의 복근을 강화하면서 내부 장기의 운동에 도움을 주기 때문입니다.

에너지 생성에 문제가 있는 사람이 가장 주의해야 할 운동은 수영입니다. 물속에서 평소 안 그래도 부족한 에너지를 더 빼앗길 수 있습니다. 에너지 생성이 부족한 분들은 진료실에서 보면 복부에 힘이 없어서 허리 통증으로 고생하기도 하는데, 허리에 수영이 좋다는 생각으로 운동을 시작하고는, 더 힘들어지는 경우를 많이 볼 수 있었습니다. 에너지 생성에 문제가 있다면 무엇보다 우선 에너지 상태에 맞게 잘 먹어야 합니다. 잘 먹어야 에너지가 생기면서 점차 운동도 가능해집니다.

특징	**너무 심한 운동, 땀을 많이 흘리는 유산소운동은 오히려 악영향**
추천 운동	**가벼운 산책, 스트레칭, 요가, 필라테스, 단전호흡 등**
주의해야 할 것	**수영**

에너지 순환기능을 개선하려면

몸이 무겁고 아침에 일어나면 얼굴이 붓고 물만 먹어도 살이 되는 전신 비만의 특징을 가진 분들이 있지요. 이런 분들은 에너지 순환을 위해 많이 움직여야 합니다. 운동이 정말 필요하고 중요한 분들이지요. 이런 분들은 보통 부모로부터 심장과 폐장의 기능이 떨어지는 체질을 물려받아 평소 운동이나 움직이는 걸 싫어하고, 누워 있기를 좋아합니다. 보통 휴일에 집 안에만 있길 좋아하는데, 이런 유형일수록 집 밖으로 나가서 활동해야 할 분들입니다. 특히 많이 움직이고 땀을 많이 흘리는 유산소운동을 해야 합니다. 추천 운동은 에너지 소모가 많은 에어로빅, 수영, 등산, 조깅 등입니다. 걷기를 하더라도 이런 사람은 숨이 찰 정도로 빠르게 걸어야 합니다. 무엇보다 많이 움직여서 에너지 순환이 잘되도록 해야 합니다.

특징	**많이 움직이고, 땀도 많이 흘리는 유산소운동이 필수**
추천 운동	**에어로빅, 수영, 등산, 조깅 등**
주의해야 할 것	**움직이지 않고 계속 누워 있기**

에너지 균형 조절기능을 개선하려면

에너지 균형 조절이 부족하면 평소 성격이 급하고 외향적이며, 깊은 잠을 못 자고 야행성의 경향이 생깁니다. 주로 중년 여성의 갱년기에 많이 나타나며 상열하한(얼굴을 포함한 상체 부위는 열이 나고, 무릎, 발 등 하체 쪽은 오히려 차가움)을 느끼는 경우가 많습니다. 거울을 보면 상체가 하체에 비해 비대한 편입니다. 주로 노년기에 하체가 점점 가늘어지면서 상대적으로 상체가 비대한 것과 유사한 외형이 나타납니다.

이런 사람은 평소 생각이 많고 활동적이며 그만큼 에너지가 위로 치우치기 쉽습니다. 그렇기 때문에 하체운동을 주로 하여 에너지를 아래로 끌어내려야 합니다. 추천 운동은 계단 오르기, 실내자전거, 스쿼트, 런지, 발끝치기, 맨발 걷기, 발뒤꿈치 들기 등입니다. 운동의 종류는 다르지만 모두 하체운동입니다. 에너지 균형 조절에 문제가 있는 경우에는 상체운동은 피하는 게 좋습니다.

특징	**하체운동을 위주로 하기**
추천 운동	**계단 오르기, 실내자전거, 스쿼트, 런지, 발끝 치기, 맨발 걷기, 발뒤꿈치 들기 등**
주의해야 할 것	**벤치프레스 같은 상체운동**

tip

하체 강화 운동

상승하는 기운을 아래로 잡아줄 수 있는 가장 좋은 운동이 하체 강화 운동입니다. 천천히 오랜 시간 지구력을 기를 수 있는 운동이 좋으며 하체 단련을 위한 파워워킹이나 자전거 타기 등도 도움이 됩니다. 여기서는 대표적인 하체 강화 운동을 몇 가지 자세하게 알아보겠습니다.

대표적인 하체 강화 운동

계단 오르기

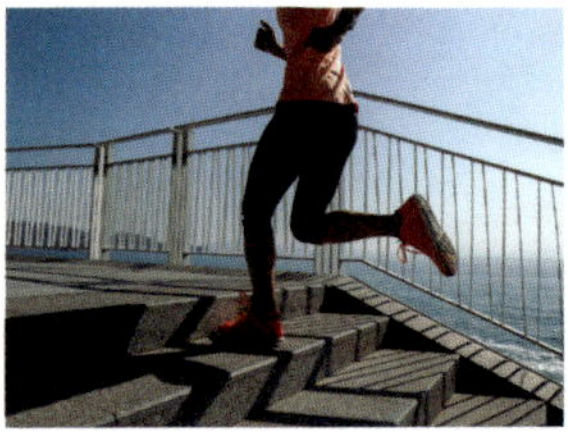

발끝 치기

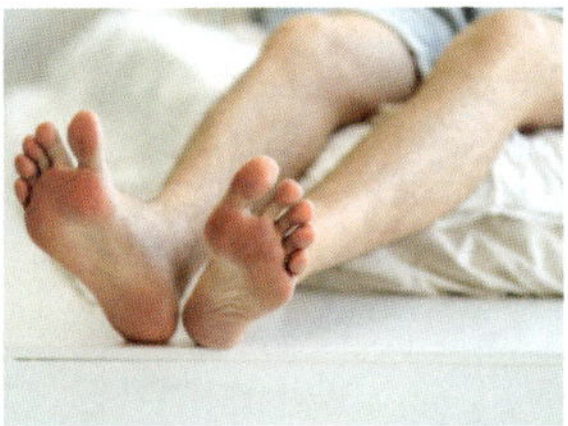

맨발 걷기

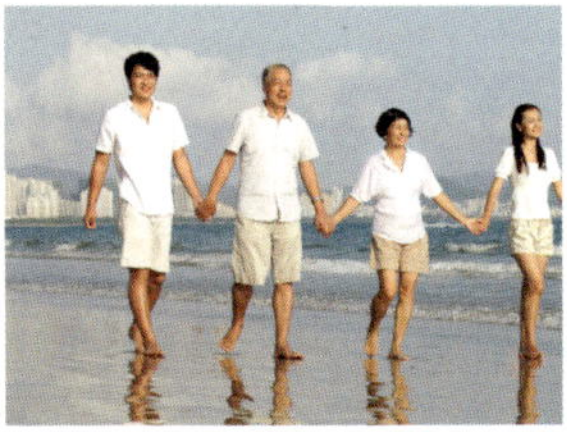

발뒤꿈치 들기

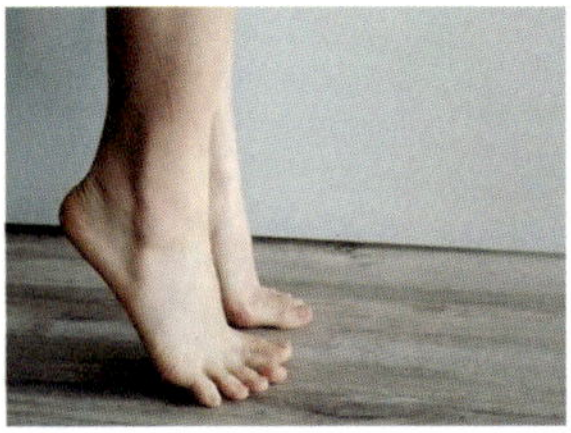

① 계단 오르기

방법

몸은 살짝 앞으로 향하게 한다. 개인의 근력에 따라 지면에 닿는 발바닥의 범위를 조절한다.

아랫배에 힘을 주고 오른다.

계단에 붙은 발을 떼어내듯 한 걸음씩 천천히 오른다.

주의사항

내려올 때는 반드시 엘리베이터를 이용한다.

계단에서 내려올 때는 근육에 힘이 풀린 상황에서 5~10배 하중이 무릎으로 전해진다.

심한 관절염, 고도 비만 환자는 주의한다.

자신의 건강 수준에 맞추어 시작하며 점차 시간과 강도를 늘리도록 한다.

난간이 있는 계단을 활용하여 낙상 위험을 줄인다.

심폐질환이 있는 사람은 심장에 부담이 되지 않도록 컨디션 및 운동 강도를 조절한다.

효과

1시간 운동 시 52㎏ 여성은 243㎉, 73㎏ 남성은 310㎉를 소모한다.

매일 2분 정도 운동 시 체지방 감소를 통해 사망률이 20% 감소한다.

② 발끝 치기

방법

바른 자세로 누워 다리를 편하게 벌린다.
다리(무릎)를 안쪽으로 감아 허벅지 안쪽에 긴장감이 느껴지도록 한다.
하루 취침 전 5분 투자한다.
익숙해지면 아침, 저녁으로 500~1000회 3차례 시행한다.

주의사항

발뒤꿈치를 바닥에 붙이고 새끼발가락이 바닥에 닿는 느낌으로 벌린다.
최대한 부드럽게 움직인다.
너무 세게 발을 부딪쳐 통증이 발생하지 않도록 한다.

효과

위로 올라간 기운을 아래로 끌어내려주며, 숙면에 도움이 되는 멜라토닌 분비를 촉진한다.
발목, 고관절 등 하지 관절을 강화하며 요실금 등에 도움이 된다.

③ 맨발 걷기

방법

부드러운 지면이나 잔디 위에서 시작한다.
발뒤꿈치부터 발끝까지 자연스럽게 지면을 밟으며 걷는다.
처음 시작하는 경우 하루 10~15분, 익숙해지면 하루 30~60분으로 늘린다. 주 3~4회 진행한다.

주의사항

날카로운 물체나 돌이 없는 안전한 장소를 선택한다.
처음에는 짧은 시간부터 시작하여 점차 시간을 늘린다.
발바닥이 아프거나 피부에 상처가 나지 않도록 주의한다.

효과

스트레스를 줄이고 심신의 안정에 도움을 준다.
발바닥의 오장육부 반응점을 자극하여 장부기능을 활성화한다.
땅밟기(Earthing)로 음전자를 통해 활성산소를 제거한다.
발 근육과 관절을 강화하여 발의 자연스러운 움직임을 촉진한다.

④ 발뒤꿈치 들기

방법

1. 발을 어깨너비로 벌리고 똑바로 선다.
2. 발뒤꿈치를 올라올 때 빠르게 1초 정도 속도로 올린다.
3. 몇 초간 유지한 후 2초 정도 속도로 발뒤꿈치를 천천히 내린다.
4. 세트당 15~20회, 3세트로 주 3~4회 진행한다.

주의사항

균형을 유지하기 위해 벽이나 의자를 잡고 시작한다.

발끝으로 서 있을 때 발목이 흔들리지 않도록 주의한다.

과도한 반복을 피하고 천천히 진행한다.

효과

하체의 근력과 지구력을 증가시킨다.

발목의 안정성과 균형감을 향상시킨다.

수면
관리 편

수면이 반이다

일상생활 중 음식, 운동, 수면 가운데 건강에서 수면이 차지하는 비중을 따지면 50% 이상입니다. 우리는 수천 년 동안 해가 뜨면 잠에서 깨어나 활동하고 밤이 되면 자는 생활을 통해 에너지 균형을 유지했습니다. 이러한 에너지의 균형 조절이 일상의 모든 시스템을 정상적으로 작동하도록 해왔습니다.

우리가 잠을 자는 동안은 음기(陰氣)가 보충되는 시간입니다. 낮에 계속 긴장했던 뇌세포가 안정되면서 회복을 위한 부교감신경이 활발해집니다. 잠은 내 몸의 에너지 균형 조절에 너무나 중요합니다. 숙면하지 않으면 지속적인 뇌세포의 긴장 및 부교감신경의 기능 저하로 호르몬 기능 자체가 떨어집니다.

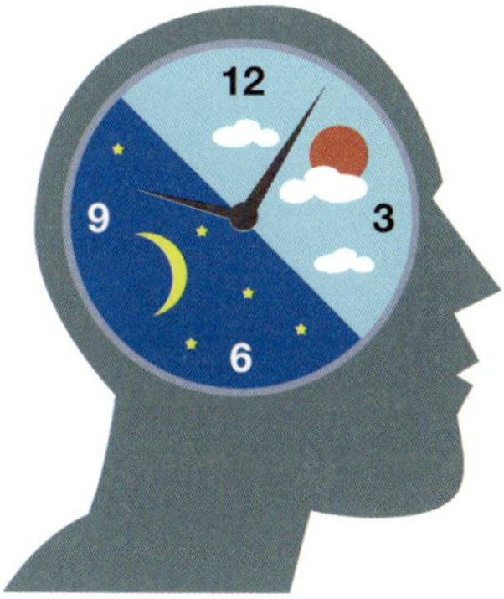

일반적으로 수면의 골든타임은 밤 10시부터 새벽 5시입니다. 한의학적으로는 밤에 잠을

통해서 어두운 자연의 물 에너지가 몸속으로 들어오는 시간이고, 현대의학으로는 몸에서 호르몬이 생성되는 시간입니다. 어린이들이 성장을 위해 일찍 자야 하는 것은 10시 이후부터 성장 호르몬이 분비되기 때문입니다. 진료실을 찾는 모든 사람에게 수면 골든타임인 밤 10시부터 오전 5시 사이에는 잠자리에 있을 것을 추천합니다. 하지만 복잡하고 바쁜 현대사회에 밤 10시에 취침할 수 있는 사람은 적습니다. 그래서 늦어도 11시 이전에는 잠자리에 들도록 권장합니다. 밤 11시를 넘기면 식욕 촉진 호르몬인 그렐린이 분비되면서 식사 패턴은 물론 호르몬 균형까지 깨지기 때문입니다.

생체시계의 원리

식물은 태양 주기의 영향을 크게 받습니다. 낮에 이산화탄소를 들이마시고 산소를 내뿜으며 광합성을 합니다. 하지만 인간에게도 낮과 밤의 24시간 주기에 따라 일정한 생체리듬의 변화가 일어나는 생체시계가 있습니다. 햇볕이 스위치 역할을 하여 뇌에 신호를 전달함으로써 해가 뜨면 일어나고 밤이 되면 잠을 자는 생체리듬을 유지하게 됩니다. 어둠이 내리는 시간부터는 멜라토닌이 분비되고 자정에서 새벽 3시 사이에는 가장 깊은 수면에 들어갑니다.

장거리 비행 후 시차 적응이 힘든 이유도 이러한 생체리듬이 깨어지기 때문입니다. 미국 의학자인 제프리 홀, 마이클 로스바쉬, 마이클 영은 이 생체시계(Circadian Clock)의 원리를 밝혀 2017년 노벨생리의학상을 받았습니다. 수면, 혈압, 체온 등 신진대사도 모두 이 주기의 영향을 받기 때문에 수면시간이 바뀌거나 야간 교대 근무 등으로 심한 변동이 생기면 수면장애, 우울증, 심혈관계 질환이 발생할 수 있습니다.

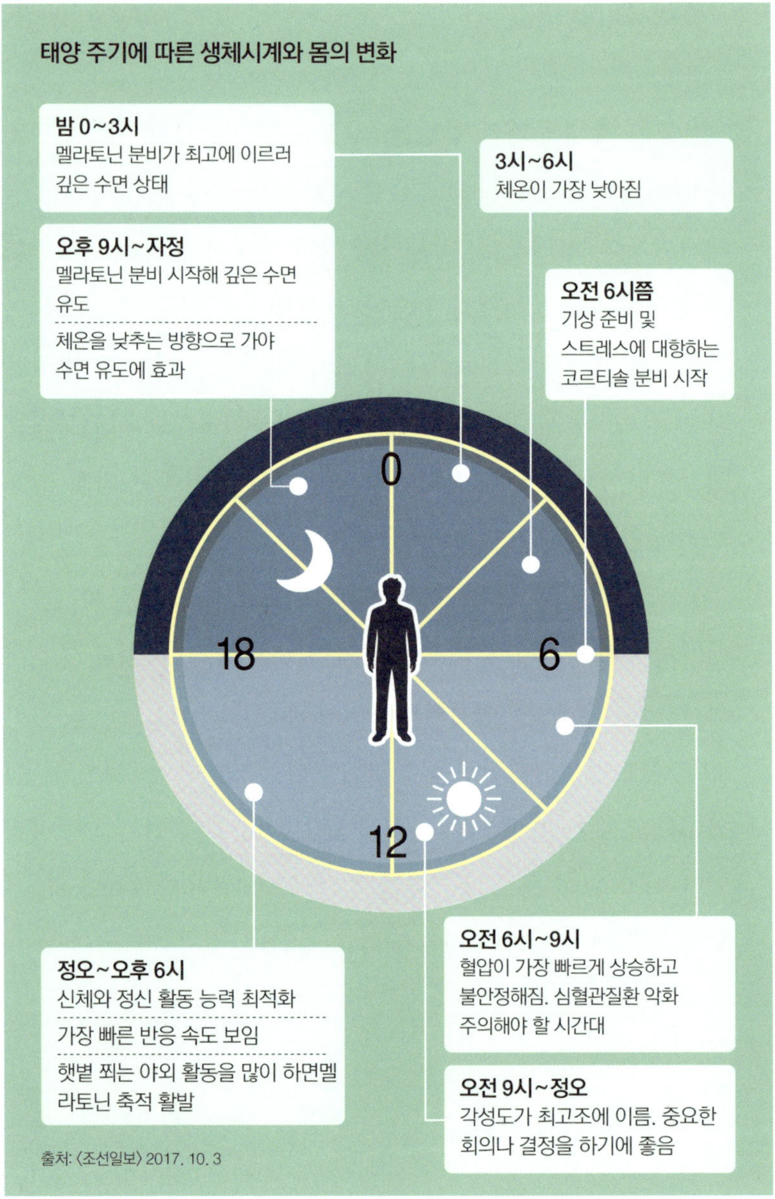

출처: 〈조선일보〉 2017. 10. 3

수면 주기란?

렘수면, 비렘수면, 딥슬립 등의 단어들을 들어봤을 것입니다. 자는 동안 몸과 뇌는 여러 단계로 구성된 활동으로 휴식을 취하는데 이를 수면 주기라고 합니다. 이 단계는 보통 90~120분 정도의 주기로 7~8시간 동안 4~5회 반복됩니다. 렘수면(REM: rapid eye movement sleep) 상태에서는 몸은 이완해 있지만, 뇌는 회복을 위해 활발하게 활동합니다. 렘수면 단계에서 눈의 운동을 영상 등으로 본 적이 있을 겁니다. 비렘수면 상태에서는 몸과 뇌가 이완되며 눈동자의 움직임도 줄어듭니다.

비렘수면 단계에서는 뼈, 근육, 세포 조직 등이 성장하고 회복되며 여러 호르몬이 분비 및 조절됩니다. 면역체계가 강화되며, 뇌의 노폐물도 제거됩니다. 보통 비렘수면의 3~4단계를 딥슬립 단계라고 부르며 충분한 수면에 필수적인 단계입니다.

수면 주기에 따른 변화

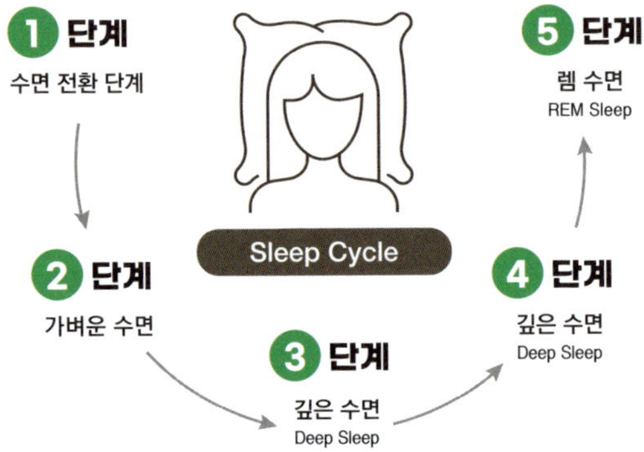

1단계 수면 전환 단계
초기 수면 단계에서는 뇌파와 심장박동이 천천히 느려지고 근육이 이완되기 시작합니다. 소음이나 외부 자극에 쉽게 깨어날 수 있는 단계입니다.

2단계 가벼운 수면
전체 수면의 반 정도가 이러한 가벼운 수면 상태로 이뤄집니다. 신체 기능이 더 느려지고 체온도 떨어집니다.

3~4단계 깊은 수면 (Deep Sleep)
몸과 뇌가 완전히 이완되어 휴식에 들어가고 피로나 스트레스를 해소합니다. 호르몬이 분비되고 몸의 손상된 조직과 세포를 복구하는 등 신체 에너지 회복이 이루어집니다.

5단계 렘수면(REM Sleep)
눈동자가 빠르게 움직이며, 뇌 활동이 활발합니다. 꿈을 꾸고 심장박동과 호흡이 불규칙하기도 합니다. 감정 조절, 기억 처리 및 저장, 학습능력 향상 등에 기여하는 단계입니다.
아침이 다가오면 렘수면의 비율이 증가합니다.

렘수면: 정신적 피로와 스트레스를 회복하는 데 초점

비렘수면: 호르몬 생성과 신체조직을 회복하는 데 초점

커피 건강하게 마시는 방법 - 커피, 약인가? 독인가?

한의학 관점에서 커피의 카페인은 심장의 박동을 높여주기 때문에 에너지 순환에 도움이 되는 식품으로 봅니다. 그러나 언제 마시느냐에 따라서 내 몸의 에너지 상태에 득이 되기도 하고 독이 되기도 합니다. 인간도 자연과 동일하게 해가 뜨는 아침에는 워밍업이 되어 낮 2~3시에 최고에 이르며, 저녁에는 서서히 다운되면서 밤 10시에는 안정되어야 합니다. 현대의학에서도 밤 10시부터 새벽 3~4시 깊은 수면(deep sleep)에 빠졌을 때 호르몬이 원활하게 생성된다고 강조합니다.

커피 속의 카페인이 몸에서 분해되는 반감기를 6시간에서 최대 12시간 정도로 봅니다. 그 시간 동안 카페인이 몸에 머물게 됩니다. 늦어도 밤 10시 이전에는 몸에서 카페인이 빠져나가야 뇌세포가 안정되면서 깊은 수면에 빠질 수 있습니다. 요즘 점심식사 후 커피 한잔이 일상화되어 있고, 더운 여름에는 습관적으로 다량의 차가운 커피를 마시곤 합니다. 우리 몸의 에너지 순환에 도움을 주어 보약이 되는 커피이지만, 오전 10시 이후에는 우리 몸의 에너지 균형에 독이 될 수 있습니다. 특히 불면증이나 수면이 부족한 경우에는 건강을 위해서 오전 10시 이후에는 커피를 마시지 않기를 권고합니다.

여기서 잠깐

믹스커피는 정말 건강에 안 좋을까?

다이어트가 강조되다 보니 프림이나 설탕이 들어 있는 믹스커피는 무조건 건강에 안 좋은 것으로 생각하기도 합니다. 물론 평소 운동량이 적고 과식하여 에너지 순환이 안 되는 사람이 믹스커피를 섭취하는 것은 몸에 이롭지 않습니다. 믹스커피에는 당류, 포화지방 등이 함유되어 있어서 많이 마시면 비만, 당뇨병 등의 질환을 유발할 수 있습니다. 이런 순환이 필요한 분들은 그냥 오전에 아메리카노를 한 잔 마시는 게 나을 겁니다.

하지만 등산이나 노동 후에 마시는 믹스커피는 꿀맛입니다. 실제로 에너지 생성이 부족하거나 에너지 소모가 많은 경우에는 오히려 어느 정도 에너지를 보충해 주는 보약이 될 수도 있습니다. 커피의 주성분인 카페인은 피로회복에 도움을 주고 일시적이지만 집중력을 높여줍니다. 함유된 당 성분도 기분 전환에 도움을 줍니다. 다만 어떤 분이든 과다 섭취한다면 혈당과 중성지방 수치가 올라가고 치아 건강이 나빠질 수 있으니, 많아도 하루에 한두 잔 정도만 마시는 것이 좋겠지요.

에너지 상태에 따른 내 몸 맞춤 플랜

수면 관리

에너지 생성기능을 개선하려면

평소 에너지 생성이 부족한 분들은 충분한 수면시간 확보가 중요합니다. 이런 분들은 수면 골든타임인 밤 10시부터 오전 5시까지 7시간을 포함해서 일반적인 수면시간보다 1~2시간 정도 좀 더 길게 자는 것도 좋습니다. 잠을 통한 휴식으로 에너지 보충 시간을 충분히 갖도록 합니다.

필수 **충분한 수면과 휴식 시간 확보**

에너지 순환기능을 개선하려면

에너지 순환이 필요한 분들은 무엇보다 밤 11시 이전에 일찍 잠자리에 드는 것이 중요합니다. 식욕 관련 호르몬은 아침 점심 저녁 세 번 분비되는데 밤 11시까지 자지 않고 깨어 있으면 에너지가 더 필요하다고 생각해 그렐린이 한 번 더 분비됩니다. 호르몬의 불규칙한 분비는 결과적으로 식욕 조절에 문제를 유발합니다. 야식의 유혹이 생기게 되지요. 에너지 순환에 문제가 있는 사람의 건강 문제는 음식의 과잉 섭취와 영양소의 불균형에서 오기 때문에 식단과 양 조절이 중요합니다. 본인의 의지만으로 음식을 조절하는 데는 한계가 있습니다. 때가 되어 먹고, 어느 정도 먹으면 포만감을 느낄 수 있도록 하는 게 중요합니다. 여기에 잠도 중요한 요소가 됩니다.

필수 **수면 시점이 중요(11시 이전 취침)**

에너지 균형 조절기능을 개선하려면

에너지 균형 조절기능이 부족해지면 상체 비만이 되기 쉽습니다. 주로 몸에 음기, 즉 호르몬의 생성이 원활하지 못해서 에너지 균형이 깨어지고 기가 위로 상승합니다. 이런 분들은 무엇보다 밤 10시부터 오전 5시까지 골든타임에 중간에 깨지 않고 '깊게' 자는 것이 중요합니다. 수면 중 호르몬의 생성은 비렘수면 상태 가운데서도 '딥슬립' 상태에서 가장 원활하게 이루어지기 때문입니다. 특히 커피, 녹차 등 카페인이 함유된 음료는 아예 마시지 않거나, 꼭 마셔야 한다면 오전 10시 이전까지만 마십니다. 간혹 주위에 보면 자신은 커피나 녹차 같은 카페인 음료를 마셔도 잘 잔다는 사람이 있습니다. 피로로 인하여 잠은 들 수 있겠지만, 호르몬 생성에 꼭 필요한 '딥슬립' 상태까지 도달하지 못하는 경우가 많습니다.

필수 **중간에 깨지 않도록 수면의 질을 챙길 것**

tip

꿀잠 자는 수면위생

• 카페인 음료 커피, 녹차는 아침 10시 이전에 마시기

카페인의 대사반감기는 대략 6시간이며 몸에서 완전히 빠져나가는 데 12시간 정도 소요됩니다. 따라서 커피 등의 카페인 음료는 아침 10시 이전에 마셔야 수면의 골든타임에 영향을 주지 않습니다. 커피를 마셔도 잠이 잘 온다는 분들도 깊은 수면의 양이 줄어든 것을 모르고 있는 경우가 많습니다. 만약 커피 마시는 시간을 바로 조절하기가 힘들다면 최소한 잠들기 6시간 이전에는 마시지 않도록 합니다.

• 기상 시간을 일정하게

매일 아침 같은 시간에 일어나야 하루 시작과 마무리가 규칙적으로 되면서 생체리듬을 일정하게 유지할 수 있습니다. 부득이한 상황으로 지난밤 늦게 잠자리에 들었거나 다음날이 주말이나 휴일이더라도 가능한 같은 시간에 잠자리에서 일어날 것을 권합니다. 한 주간 쌓인 피로를 잠으로 풀고 싶다면 30분 내외의 짧은 낮잠을 추천합니다.

• 낮에 많이 움직이기(음양의 조화)

우리 몸은 낮에 햇빛을 많이 받고 충분히 움직여야 밤에 깊은 잠을 잘 수 있습니다. 이는 산이 높아야 골이 깊어지는 것과 동일한 원리입니다. 이렇게 해야 음양의 조화가 생기고 생체리듬이 바로잡힙니다.

• 잠자는 공간과 생활하는 공간의 분리

거실에서 TV를 보다가 그대로 소파에서 잠드는 사람들이 많습니다. 잠은 일정한 공간을 마련해서 자야 합니다. 즉 잠자는 공간을 반드시 분리하세요. 원룸에서 생활하더라도 침대를 두거나 해서 잠은 한 장소에서만 자는 습관을 들이세요. 침대에서 책을 보거나 스마트폰을 보는 일은 피하고 침실에 있는 텔레비전은 다른 곳으로 옮기는 게 좋습니다.

• 잠자리 주변을 정리정돈

잠자리 주위 공간은 항상 깨끗하게 정돈되어 있어야 합니다. 머리맡에 전자기기나 책 등이 어수선하게 놓여 있지 않도록 합니다.

• 스마트폰, 컴퓨터, 텔레비전 등 전자파를 피하기

잠들기 전 전자기기는 뇌세포를 각성시켜 숙면에 지장을 줍니다. 잠자리에 들기 2시간 전부터는 전자기기를 멀리하십시오.

• 방의 온도와 이불의 두께 조절

잠자는 공간이 너무 춥거나 더우면 숙면에 지장을 줄 수 있습니다. 특히 환절기에는 방 안의 온도나 이불의 두께 등을 점검하여 적절한 체온을 유지합니다.

• 수면에 도움이 되는 하체운동

운동은 우리 몸의 에너지 흐름에 큰 영향을 줍니다. 하체운동은 몸의 에너지를 아래로 끌어내려 숙면에 도움이 됩니다. 발끝 치기, 맨발 걷기, 계단 오르기, 스쿼트, 런지 등이 대표적인 하체운동입니다. 특히 발끝 치기는 잠자리에 누워서도 에너지를 아래로 끌어내릴 수 있는 가장 좋은 방법입니다.

2

에너지 리셋, 한방치료

한의학은 알고 있다

주위에서 자주 아프거나 감기에 걸리는 사람들에게 우리는 쉽게 이렇게 이야기합니다.

"한약 한 재 지어서 먹지 그래?"

환절기가 오거나, 수험생, 결혼을 앞두고 등 인생의 중요한 일을 치를 때도 마찬가지입니다. 명절이나 어버이날 부모님께 공진단이나 청심환을 선물하기도 하고요.

어딘가 꼭 짚어 설명할 수 있는 병이 아니더라도, 한국인들에게 한의원은 몸이 약해진 기분이 들거나 통증이 있을 때, 어딘가 마음이 허해서 기력마저 없는 것처럼 느껴질 때 찾게 되는 몸과 마음의 기댈 곳이기도 합니다. 병원에서 검사했을 때는 아무런 문제가 없다고 했어도, 침을 맞고 배에 따뜻하게 뜸을 뜨고 나면 갑자기 몸이 훨씬 가벼워지기도 합니다.

서양의학에서는 몸과 마음을 따로 보고 치료하지만, 한의학에서는 몸이 아파서 마음이 힘들어지기도 하고, 마음이 힘들어서 병이 생기기도 한다고 보고 둘을 굳이 나누어서 생각하지 않습니다. 또한, 서양의학에서는 병이 드러나야 비로소 치료하지만, 한의학에서는 병이 생기지 않도록 하는 것을 우선으로 합니다. 병원에서 검사 결과 구조적으로나 기질적으로는 이상이 없지만, 기능적으로 이상이 있는 경우가 있습니다. 즉 '콕 짚어 말할 수 없는' 부분을 치료할 수 있어서, 현재 동네한의원들이 일종의 가정주치의 역할을 하면서 몸과 마음의 건강을 동시에 관리하는 역할을 하게 된 것인지도 모르겠습니다.

한방치료와 양방치료에는 몸과 질병을 치료하는 데 접근법의 차이가 있습니다. 한마디로 이야기하면, 양방치료는 표증(標證)치료 즉 겉으로 드러난 아픈 증상이나 질병 중심의 치료에 강점이 있습니다. 아픈 곳을 수술하거나 주사나 약물 등을 이용하여 증상을 개선하는 데 중점을 둡니다. 반면에 한방치료는 본증(本證)치료 즉 몸의 근본적인 문제점을 개선하는 데 중점을 두며 몸의 기능이 개선되면 질병이나 증상은 스스로 치료된다는 관점을 가지고 있습니다. 정리하면 표증치료법은 몸에 드러나는 아픈 부위나 증상을 중심으로 치료하는 방법이고, 본증치료법은 아픈 부위보다는 생활 습관의 문제점을 개선하여 몸의 기능을 회복하고 결과적으로는 아픈 곳의 질병이나 증상을 치료하는 방법으로, 근본적인 치료법이라 할 수 있습니다.

실제 임상에서 보면 병원에서 CT나 MRI로 정확하게 진단한 후 표면적으로 드러난 어떤 병증을 치료하려고 해도 막상 몸의 에너지 상태가 정상적이지 못하다 보니, 증상의 호전 없이 계속 제자리걸음을 하거나 오히려 병이 진행되어 깊어지는 경우도 많이 보아왔습니다. 그럴 때 한의학에서는 몸과 정신, 생활상의 전체적인 상태를 살펴서 유기적으로 내 몸 에너지를 정상화하는 노력을 하게 됩니다. 이때 필요하면 한약이나 침, 봉독 요법 등으로 이런 정상화 과정을 도와줄 수 있습니다. 한의학에서는 누구나 자기 몸에 자연치유력을 지니고 있으며 이 힘을 높여주는 것을 중요하게 생각하고, 이 부분이 회복될수록 병의 치유도 훨씬 빨라지게 됩니다.

한의원에 갈까? 병원에 갈까?

(한방과 양방의 차이)

다시 허리 통증을 예로 들어보겠습니다. 양방에서는 통증의 원인 진단 후, 압박되는 부위의 신경을 주사 치료로 차단하거나 수술요법으로 압박하는 조직을 제거할 것입니다. 가능한 단시간에 일상생활에 불편한 증상을 제거하는 방법입니다. 하지만 한방에서는 외부 충격이나 사고로 발생한 것이 아니라면, 허리 통증을 평소 잘못된 생활 습관으로 몸의 에너지 기능에 문제가 생겨서 나타난 결과물로 보고 치료합니다.

따라서 한방치료는 허리 기능을 강화하는 방향으로 몸의 기능을 개선합니다. 몸의 에너지 순환을 개선하여 허리에 부담을 덜어준다든지, 에너지 균형을 조절하여 위로 치우친 에너지를 아래로 내려서 허리를 강화하는 치료법 등을 활용합니다. 이처럼 같은 증상의 질환이라도 양방과 한방에서는 서로 다른 치료법과 접근 방식을 씁니다.

정신적 스트레스가 있으면 많은 경우 몸도 아프게 됩니다. 이는 스트레스가 몸의 에너지 균형을 깨뜨리기 때문에 당연한 일이지요. 이명 증상으로 찾아오신 40대 남성 한 분이 기억납니다. 최근 직장에서 잦은 과로로 스트레스를 받고 있으시다고 했습니다. 소화가 안 되고 불면증이 생기더니 가끔 어지럼증이 있고, 이명 증상까지 생겼다고 했습니다. 이비인후과 치료를 받았지만, 차도가 없고 오히려 점차 이명 증상이 심해지셨다고 합니다. 진단해 보니 에너지 균형기능이 깨어져 에너지가 위로 치우치면서 불면증과 목 어깨 결림 증상이 심하게 나타났으며, 머리 쪽으로 에너지 공급이 제대로 이루어지지 않아 달팽이관, 전정기관과 같은 귀의 구조들이 정상적으로 기능할 수 없는 상태였습니다.

3개월 동안 이분은 에너지 균형 조절을 도와주는 한방치료와 함께 생활요법을 병행했습니다. 에너지를 아래로 끌어내리기 위하여 하체운동으로 10층까지 계단을 걸어서 올라가고, 내려올 때는 엘리베이터를 이용하여 내려오는 계단 오르기 운동을 하루 3회 이상 하도록 하였습니다. 식사 때마다 물의 에너지인 호르몬 저장을 위하여 근육량을 늘리도록 단백질 위주의 식사를 권장하였으며, 커피는 아침 10시 이전으로 제한하였습니다.

치료 1개월 후부터 점차 목 어깨 결림이 없어지고 불면증은 물론 이명까지 치료되셨지요. 만일 교통사고처럼 갑작스러운 문제로 극심한 증상이나 질병이 발생했다면 양방치료가 우선시되겠지만, 만성적으로 증상이 반복되며 불편함을 초래할 때는 몸과 생활의 전체적인 문제를 개선하여 근본적인 기능을 강화하는 한방치료를 권합니다.

한방치료법의 종류

전인적인 관점을 가지고 있는 한방치료법 안에서도 증상이나 질병 중심의 표증치료법과 몸 중심의 본증치료법을 나눌 수 있습니다. 표증치료는 양방치료와 비슷합니다. 문제점이 나타난 증상이나 질병의 정확한 상태를 파악하기 위해서 앞서 이야기한 현대적인 의료기기 및 각종 이학적 검사를 사용하여 진단 및 치료를 합니다. 본증치료는 몸의 상태를 파악하기 위하여 앞서 이야기한 망문문절 진단법이나 카이닥 등을 통하여 몸의 에너지 상태를 진단하게 됩니다. 대표적인 한방치료법에는 한약 치료, 침 치료, 뜸 치료, 추나 치료, 약침 치료(봉독 약침, 자하거 약침), 매선 치료 등이 있습니다.

한약 치료를 예로 들어 설명하면, 표증치료로는 두통에 견통

도담탕, 코피가 많이 나면 애백탕, 중이염 증상에는 만형자산, 치질 증상에는 을자탕 등과 같이 특정 증상 및 질환에 효과를 지닌 한약을 처방하게 됩니다. 본증치료로는 환자의 몸 에너지 상태를 확인하여 문제가 되는 에너지 기능(생성, 순환, 균형 조절)을 확인하고, 이를 개선하여 에너지 기능을 정상화하는 한약 처방을 합니다. 여러 한의학 서적에는 수많은 한약 처방이 있습니다만, 저는 35년간의 임상을 통해 어느 정도 효과가 검증된 표증치료인 질환별 대표처방과 몸 치료인 본증치료 한약 처방을 포함하여, 230여 개 이상의 처방을 진행하고 있습니다. 이러한 처방을 《K. 한의학 임상총론》(이재동, 2019)이라는 책으로 정리하기도 했습니다.

여러 한방치료는 각각의 강점이 있습니다. 앞서 이야기한 한약 치료는 몸을 치료하는 본증치료에 보다 강점이 있으며, 침 치료는 증상이 있는 부위를 직접 자극하여 병변 부위의 기혈 에너지 순환을 개선함으로써 치료 후 즉시 통증이나 불편함이 개선되는 표증치료에 보다 탁월한 효과가 있습니다. 이외에도 약침(봉독 요법), 전기침, 이침, 뜸, 부항, 매선 등 다양한 치료법이 있으며 구체적인 내용은 다음과 같습니다.

한약 치료

한방의 두통약, 요통약, 관절염약 등은 질병에 따라 탁월한 효과를 나타내는 표증치료 한약입니다. 본증치료약은 몸 중심의 에너지를 개선하는 한약입니다. 에너지 생성을 위한 비위 소화기능 개선약, 에너지 순환을 위한 심폐기능과 경락의 순환기능 개선약, 에너지 균형 조절을 위한 간장이나 신장의 비뇨생식기능 개선약 등으로 나뉩니다.

일반적으로 질병은 여러 원인으로 다양한 증상과 몸의 문제점을 유발하기 때문에, 불편한 증상과 몸의 문제 등을 종합적으로 평가하여 한약을 처방하게 됩니다. 예를 들면, 평소에 스트레스를 많이 받아 신경을 쓰는 게 가장 큰 문제일 때는 원인에 따라 스트레스 해소에 도움이 되는 귀비탕을 처방합니다. 하지

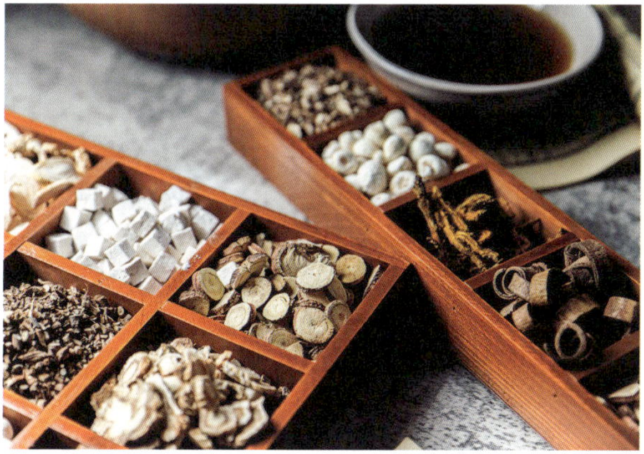

만 발병은 스트레스여도, 현재 상태는 그로 인하여 몸이 긴장되면서 경락에서 기혈 에너지 순환에 문제가 생겼다면, 에너지 순환이 정체되어 발생한 기체(氣滯)와 어혈을 풀어주기 위해 순기활혈탕을 처방합니다. 또한, 스트레스로 시작되었지만 현재 소화 장애가 있고 손발이 차면서 기혈 에너지 생성 문제가 가장 클 때는 비위 소화 기능의 개선을 위해 반하백출천마탕을 처방하게 됩니다.

- **표증치료약** – 질병이나 증상 위주의 한약
- **본증치료약** – 몸의 에너지 상태를 개선하는 한약

침 치료

한의원이나 한방병원에서 아픈 부위에 직접 침을 맞지 않고 다른 부위에 맞은 적이 있을 겁니다. 소화가 잘되지 않거나 허리가 아파서 갔는데 배나 허리에는 침을 놓지 않고 손발이나 머리에 침을 맞고 의아하게 생각하기도 합니다. 한의사는 환자의 상태에 따라 표증치료와 본증치료를 결정하게 되는데, 무엇을 우선했는지에 따라 침 치료의 방법이 달라집니다.

특정 아픈 부위 근육이나 관절 주변에 침을 사용하는 건 표증 치료법입니다. 막힌 경락을 뚫어주는 작용을 통해 치료하게 됩니다. 이는 한의학의 '순환이 원활하지 않으면 통증이 생기며, 순환이 원활하면 통증이 없다'[불통(不通) 즉 통(痛), 통(通) 즉 불통(不痛)] 원리를 기반으로 합니다. 에너지 공급이 안 되는

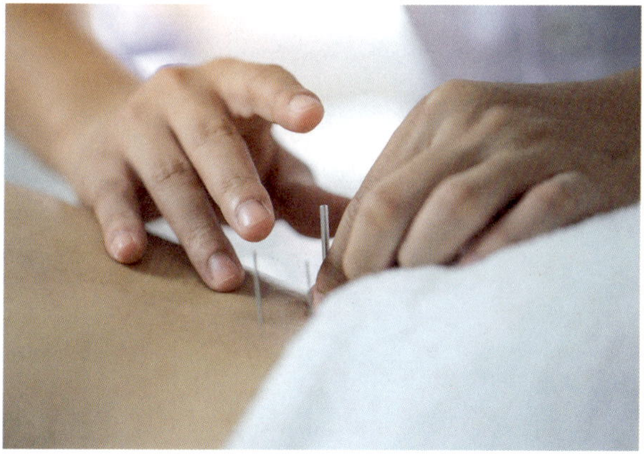

아픈 부위에 침이라는 치료 도구로 막힌 것을 뚫어서 에너지를 바로 공급하면 치료 후 즉각적인 효과를 나타내기도 합니다.

반면에 몸의 에너지 기능 개선을 우선으로 하는 본증치료는 아픈 부위에 직접 침을 놓는 것이 아니라, 팔이나 다리 등에 침을 놓아서 오장육부의 에너지 기능을 개선하여 치료하는 방법입니다. 사암침이나 체질침 등이 이러한 원리를 이용한 침법입니다.

(1) 전기침 요법

전기자극을 통하여 침 치료 효과를 극대화하는 방법입니다. 침 치료 후 침에 전기를 연결하여 자극을 줌으로써 수기를 통하여 자극을 주는 것보다 더 지속적이며 효과적입니다. 또한, 전기침은 전기자극의 빈도(frequency)와 강도(intensity)에 따라

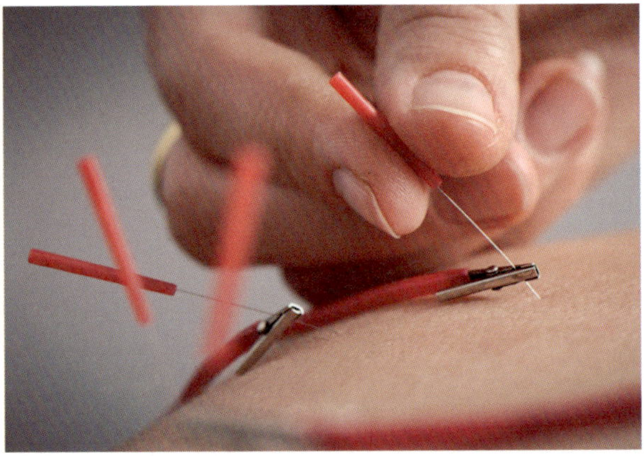

인체에서 작용하는 반응이 다르게 나타납니다. 자극의 양상을 높은 빈도(고빈도), 약한 자극(약자극)으로 주면 국소 부위의 진통 작용에 효과적인 반응을 나타내며, 낮은 빈도(저빈도)로 강한 자극(강자극)을 주면 중추신경계에 작용하여 엔도르핀 등 다양한 진통 호르몬의 분비를 촉진하는 효과를 나타내게 됩니다.

1970년대 중국의 침술마취 뇌수술, 80년대 경희대학교 병원에서 마취제를 사용하지 않은 침술마취 충수염 수술, 90년대 침술마취 소파수술(긁어냄술) 성공 등이 전 세계적으로 많은 관심을 받았는데 바로 이러한 전기침의 원리를 이용했습니다. 전기침은 경락의 에너지 순환을 통한 각종 통증 질환 치료뿐만 아니라, 전기자극을 통하여 국소 부위의 대사율을 높여 지방세포를 분해하는 방법으로 최근에는 국소 비만 치료에도 활용되고 있습니다.

(2) 이침 요법

귀의 형상이 자궁 속 태아와 유사하다는 점을 바탕으로, 귀의 각 부위를 자극함으로써 전신에 효과를 나타내는 원리에 기초합니다. 몸 특정 부위에 문제가 있다면 그에 상응하는 귀 부분에 반응이 나타나기 때문에, 진단과 치료를 동시에 할 수 있습니다. 이침은 신경핵, 변연계 등 중추신경계를 활성화해 비만, 금주, 금연, 정신질환 등에 활용할 수 있습니다. 특히 내장 기관을 기능적으로 조절할 수 있는 것으로 알려져 있습니다.

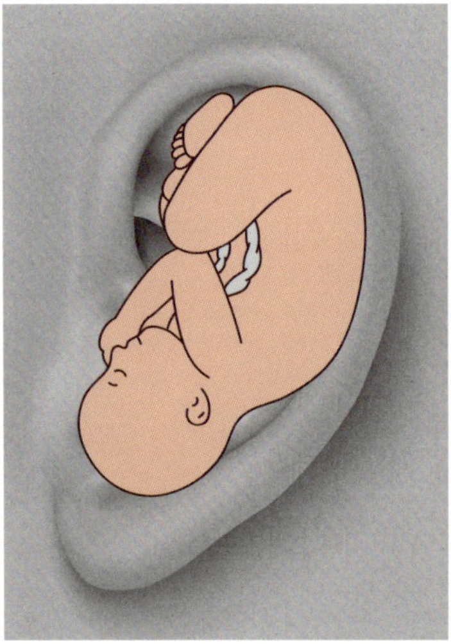

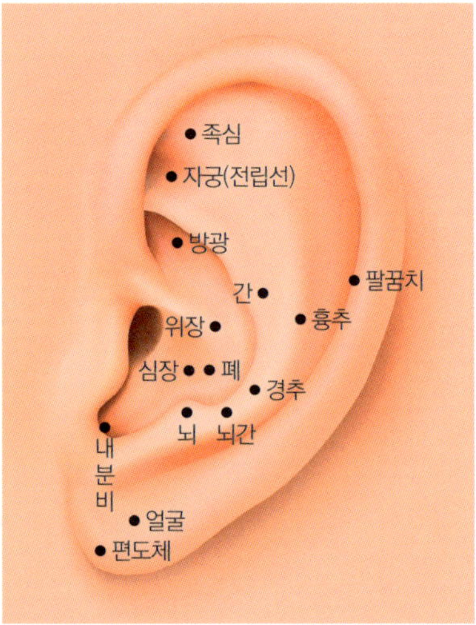

약침 치료

침 치료 자리에 약물을 주입하여 약물과 침의 효과를 동시에 얻는 방법입니다. 봉독 약침을 예로 들면 벌의 침(봉독)이 가진 생화학적인 약성(항염증, 진통) 효과와 경혈에 주입된 약침액의 물리적 자극 효과를 동시에 얻는 것입니다.

(1) 봉독 약침 치료

'독도 잘 쓰면 약이 된다'는 말처럼 사람은 단순히 독을 제거하는 데 그치지 않고 독을 이용하려는 노력까지 해왔습니다. 특히 옻나무나 부자 같은 식물성 약재부터 뱀, 두꺼비 같은 동물성 약재까지 독성이 강한 다양한 한약재를 치료에 활용하려는 시도가 이뤄졌습니다. 그중 봉독 약침은 예로부터 민간요법으로 사용하던 벌침을 과학적인 방법으로 안전하고 효과적으로 발전시킨 치료법입니다. 벌의 독은 멜리틴(melittin), 아파민(apamin), 아돌라핀(adolapin), 포스포리파아제 A2(phospholipase A2)와 같은 효소 및 신경전달물질로 알려진 도파민, 히스타민, 노르에피네프린, 세로토닌 등의 모노아민류로 구성되어 있습니다. 그중 가장 큰 비중을 차지하는 펩타이드 성분은 시상하부-뇌하수체-부신피질 등을 자극하여 호르몬 분비를 촉진하며, 이를 통해 소염 진통 작용을 나타내거나 항산화 작용 및 면역증강 효과가 있다는 것이 여러 실험을 통해 밝혀졌습니다.

봉독 약침은 한의학적으로 자침을 통한 침의 효과와 봉독 주입 후 가벼운 열감을 유발하는 뜸의 효과, 용혈 작용으로 인해 피를 맑게 정화하는 부항의 효과를 모두 가지고 있습니다. 봉독 약침으로 관절염 환자 40명을 치료한 결과 82.5%에서 양호 이상의 효과를 보았습니다. 그 외에도 류머티즘을 비롯한 각종 자가면역질환과 암 등에도 좋은 효과를 나타내고 있으며 이에 대한 많은 연구가 발표되어 있습니다. 첫 단계에서는 일주일에 한두 번 총 15회 정도의 치료를 하고, 잠시 휴식기를 가지면서 효과를 평가한 후 다시 2단계, 3단계 시술을 해나갑니다.

봉독은 일종의 천연 항생제로 목, 허리의 추간판탈출증(디스크)과 척추관협착증 등 모든 척추 질환에 효과적일 뿐만 아니

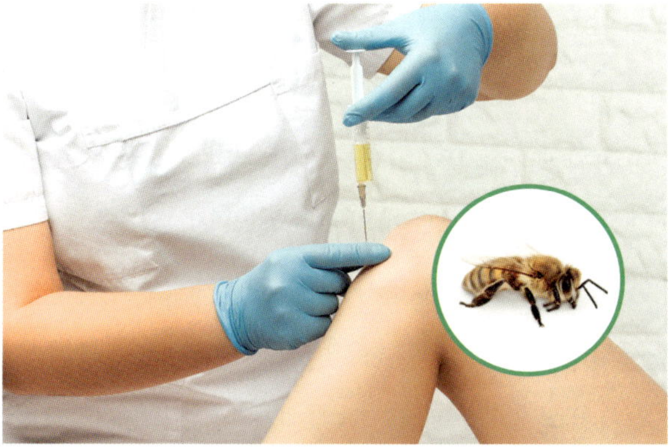

라, 항염증 효과와 진통 효과가 탁월하여 무릎, 어깨 통증 및 관절염 등에 두루 사용할 수 있습니다. 항염증 작용, 면역기능 조절, 신경계의 흥분 작용을 통한 신경장애 개선, 혈관의 수축과 확장 작용으로 인한 혈액순환 개선, 뇌하수체와 부신피질계를 자극하여 호르몬의 분비를 촉진합니다.

여기서 잠깐

봉독 패치의 개발

봉독 약침 요법은 주사기로 피부 및 근육에 약액을 직접 주입하는 방법으로 치료에 번거로움이 있습니다. 이를 개선하기 위해 마이크로니들에 봉독을 넣어 치료점에 붙여서 봉독 약침 효과를 낼 수 있는 봉독 패치가 개발 중입니다. 마이크로니들 패치는 1mm 이하의 얇고 미세한 니들이 피부를 뚫고 들어가 1-3시간 동안 서서히 녹으면서 니들 성분이 피하로 흡수되는 원리를 기반으로 합니다. 이로써 미세한 양이 서서히 흡수되므로 봉독 약침의 가장 큰 부작용인 아나필락시스 반응이 발생할 위험이 줄어들고, 일반인도 편리하게 통증 부위에 패치를 붙일 수 있는 장점이 있습니다.

(2) 자하거 약침 치료

'자하거'는 사람의 태반을 의미하는 한의학적인 용어로 태아와 모체 사이에서 태아의 생존과 성장에 필요한 물질교환을 매개하는 구조물인 태반을 가공 건조한 약재입니다. 태반은 태아의 성장과 발육에 필요한 조직입니다. 수정란이 착상된 곳을 중심으로 자리 잡아서 임신 13주쯤이면 융모 조직으로 완성됩니다. 태반은 산모의 산소를 태아에게 공급하고, 태아의 노폐물을 산모의 혈액으로 보내 배설시키는 작용은 물론 각종 호르몬을 생성시키는 중요한 조직입니다. 그러다 보니 영양의 보고로 성선자극호르몬, 프로락틴, 성장호르몬, 갑상선자극호르몬, 부신피질자극호르몬 등의 호르몬은 물론 면역에 관여하는 각종 알부민 및 세포 증식 인자 등이 풍부합니다. 특히 한의학적으로 자하거에는 간(肝), 폐(肺), 신(腎)의 기운을 보호해 주는 효능이 있습니다. 그래서 피로, 기침, 성 기능 장애 등에도 널리 쓰였습니다. 최근에는 인간 태반에서 추출한 성분의 의약품들이 개발되면서 사용이 더욱 확대되고 있습니다. 특히 자하거 약침치료는 갱년기 증후군, 부인과 질환, 간 기능 개선, 면역력 등에 탁월한 효과가 있습니다.

뜸 치료

온열 자극은 인체의 기혈 에너지 순환을 촉진하는 효과가 있어서 질병 치료에 도움을 줄 수 있습니다. 천 년이 넘는 옛날부터 한의학에서 사용해 오던 온열자극법이 바로 '뜸'입니다. 뜸은 3년 이상 된 쑥을 건조해 혈자리나 환부에 직접 또는 간접적으로 열 자극을 주어서 병을 치료하는 방법입니다. 쑥에는 기혈 에너지를 소통하는 따뜻한 성질이 있어 임상에서 주로 사용하나, 질병 상태에 따라 다른 약물이나 물질을 사용하기도 합니다. 뜸 시술에 대한 최초의 기록은 기원전 700년경부터 약 250년간의 역사를 기록한《춘추좌씨전》에서 발견됩니다. 1970년대 중국에서 발견한《족비십일맥구경》이나《음양십일맥구경》은 현존하는 가장 오래된 침구에 관한 서적인데, 책 이름을 '침

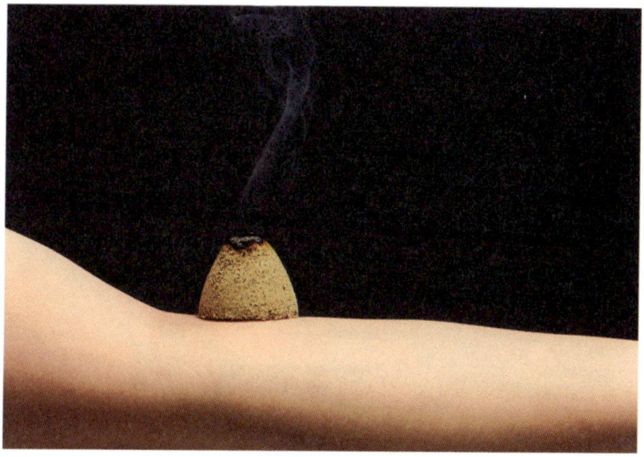

경'이 아닌 '구경'이라고 하고 있습니다. 철기문화가 발달하여 금속으로 만든 침이 개발되기 전까지는 침보다는 뜸 위주로 질병을 치료했음을 알 수 있습니다. 허준의 《동의보감》과 허임의 《침구경험방》에도 각종 질환에 따른 뜸 뜨는 방법이 상세하게 기록되어 있습니다.

실제 임상에서 뜸 시술은 퇴행성 관절염, 류머티스 관절염 등 각종 관절 질환과 요추 추간판탈출증(허리디스크), 척추관협착증 등 다양한 척추 질환뿐 아니라 암성 피로 및 통증 등에도 널리 쓰입니다. 여성의 경우 월경불순, 생리통, 불임 등에도 뜸 시술이 큰 효과를 보입니다. 만성피로를 호소하는 30대 후반 여성 환자가 뜸 치료를 받고 피로감이 줄어드는 것은 물론 1년간 끊긴 생리가 다시 시작된 일도 있었습니다.

한의학적으로 뜸 요법은 따뜻한 에너지를 경락에 넣어 순환

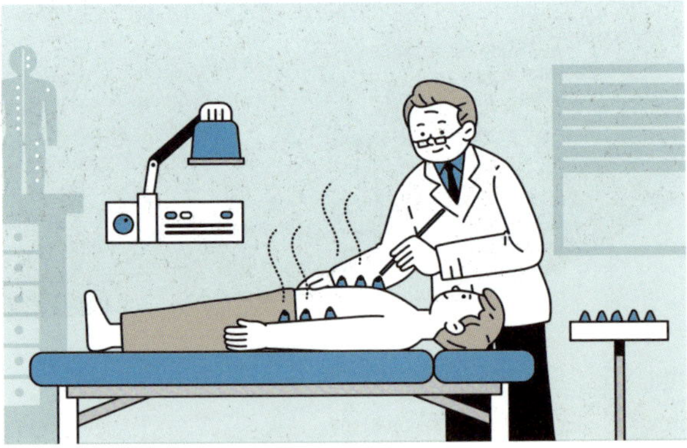

을 원활하게 함으로써, 몸의 바른 기운을 돕고 나쁜 기운을 쫓아내어 질병을 치료하고 예방합니다. 현대의학적 해석으로는 온열 자극이 국소 조직에 화상을 일으켜 조직의 성분 중 열분해 물질, 화상 독, 항히스타민 종류의 가열 단백체가 혈중에 흡수되어 생체반응을 일으키고, 그 과정에서 자연치유력이 활성화되어 효과를 나타낸다고 보고 있습니다.

전통 뜸인 경우 재료가 타면서 연기가 나거나 온도 조절이 어려울 수 있어서, 최근에는 발열 다이오드를 이용한 다양한 전기 뜸 기구가 개발되어 있습니다. 뜸 치료는 환자의 상태나 체질에 맞게 재료 사용과 뜸의 수, 크기, 불의 강도, 치료 기간 등을 종합적으로 판단하여 시술해야 하기 때문에 반드시 전문가의 진단 후에 시술받는 것이 좋습니다.

추나 치료

한의사가 손이나 다른 신체 일부분으로 환자의 신체 구조에 유효한 자극을 주어 구조적·기능적 문제를 교정하고 치료하는 한의 수기 치료입니다. 추나 테이블 등의 보조 기구를 이용하기도 합니다. 인체의 구조와 기능은 전 영역에 걸쳐 상호 영향을 주고받습니다. 척추의 부정정렬로 인하여 머리, 목, 어깨, 등, 허리, 골반 통증의 근골격계 증상뿐만 아니라 만성피로, 불면, 불안, 안구 건조, 만성 소화불량, 불면, 가슴 답답함, 재발성 복통 등 내과적이라고 생각되는 증상도 발생할 수 있습니다. 추나 치료의 목적은 한의사의 수기를 통해 환자의 경락 내 에너지 흐름을 정상화하는 데 있습니다. 일상에서 신체에 가해지는 지속적인 중력저항에 가장 효과적으로 적응할 수 있는 최적의 구조로 복귀시켜 신체 기능을 회복하고 균형 잡힌 움직임을 회복합니다.

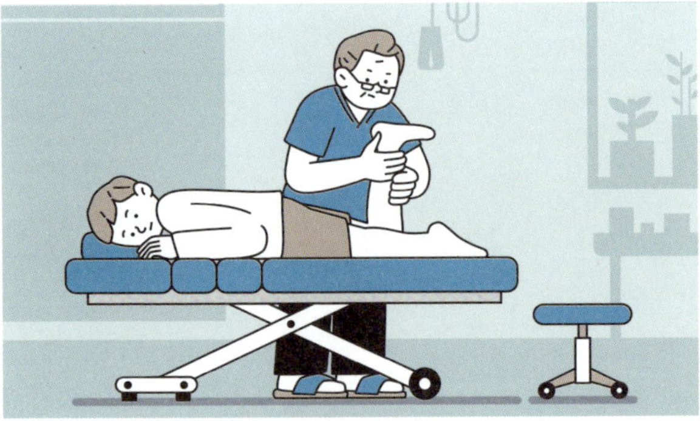

매선 치료

매선치료는 혈위 내에 실 형태의 이물질을 매입하여 지속적인 자극을 주어 질병을 치료하는 치료법입니다. 약실을 넣을 때 생긴 조직 손상이 세포에 좋은 무균성 염증 반응을 일으켜 조직의 회복을 촉진합니다. 치료가 필요한 경혈에 수술용 봉합사인 약실을 주입하는데, 사람에 따라 조금씩 다르지만 우리 몸에서 대략 6개월에 걸쳐 자연스럽게 녹아 모두 없어집니다. 필요에 따라 약실에 다양한 한약재를 묻혀 사용하면서 치료 효과를 높일 수 있습니다. 역사적으로는 송나라 시대의 《태평성혜방》에 매선 요법 또는 매식 요법이라 하여 실에 약물을 묻혀 혈자리에 시술했다는 기록이 있습니다. 상당히 오래전부터 사용된 효과

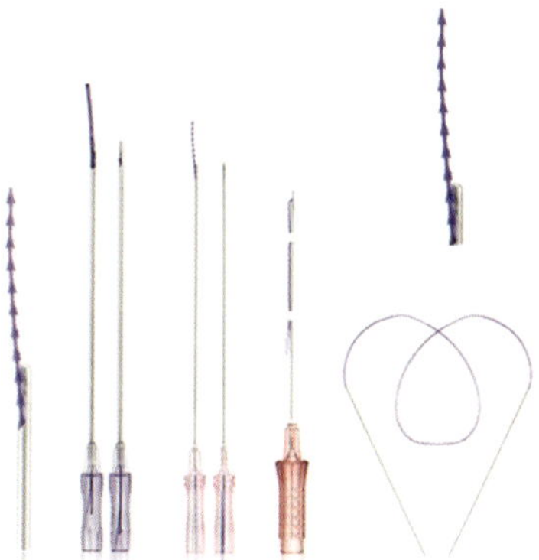

적인 치료 방법임을 알 수 있습니다. 실은 몇 개의 경락을 함께 자극하면서 경락을 소통시키고, 말초신경과 근육에 자극을 주어 통증을 개선하고 지방분해를 도와줍니다.

관절 통증을 호소하는 60대의 한 주부는 매일 진통제를 먹다가 위궤양이 생겨 진료실에 오셨습니다. 관절 주위에 통증을 일으키는 만성적인 염증이 생긴 경우로 관절 주위 인대를 강화하면서 염증도 잡기 위해 매선 요법을 시행했습니다. 일주일에 두 번 정도 2개월간 치료를 받고 진통제 없이 생활할 수 있을 정도로 호전되었습니다. 매선 요법은 척추질환, 퇴행성관절염, 오십견, 신경통 등 통증 개선에 효과적이고, 최근에는 미용(주름 개선, 안면 리프팅), 비만 개선 등에도 많이 활용되고 있습니다. 매선을 피부 아래에 삽입하면 매선 실의 지지력이 리프팅 효과를 주고, 콜라겐 합성을 촉진하기 때문입니다. 1~2주 간격으로 한 부위 당 10~15개씩 4~8회 정도 시술하며, 침 요법의 응용으로써 침의 적응증에 해당하는 광범위한 질환에 적용할 수 있습니다. 매선 요법은 마취가 필요 없고 안전하게 받을 수 있는 시술이고, 효과 또한 인정받고 있습니다.

금침 치료

금침 요법은 매선 치료와 유사하게 금으로 만든 미세한 실을 경혈에 삽입하여 지속적인 자극을 주는 방법입니다. 금은 화학적으로 매우 안정적이며 생체친화성이 높아 부식에 잘 견디고 인체에 안전하게 삽입될 수 있습니다. 금침은 금이 가진 이러한 특성 덕분에 오래전부터 만성 통증, 염증성 질환, 면역기능 강화 등에서 효과적인 치료법으로 알려져 왔으며 최근에는 조직재생의 효능을 통하여 피부 미용에도 많이 활용되고 있습니다.

《동의보감》에 따르면, 금은 "성분이 고르고 맛이 시며 독이 없다"라고 하며, 정신을 안정시키고 오장육부를 유익하게 하며 해독 작용과 피부 정화에도 효과적이라고 기록되어 있습니다. 이러한 효능 덕분에 공진단과 우황청심원과 같은 약제에는 금박이 사용되며, 금의 효능이 임상적으로 입증된 바 있습니다. 또한, 양방에서도 금이 활용되고 있는데 예를 들어, 류머티스 관절염 치료에 금염화물이 사용되었으며, 수술용 봉합에 활용되기도 합니다. 또한, 금 나노 입자가 피부의 혈액순환을 촉진하고 노폐물 배출을 도와 피부를 정화하는 데 효과적이어서 화장품 성분으로도 사용되고 있습니다. 금침은 이러한 다양한 활용 사례를 바탕으로 안전성과 효능이 입증된 치료법이라 할 수 있습니다. 세공 기술 덕분에 최근에는 금침 치료가 더욱 정밀하고 안전하게 시술될 수 있습니다. 생체 전류의 균형을 맞추고 혈액 순환과 노폐물 배출을 촉진하여 치료와 회복을 돕는 데 아주 유용한 치료법입니다.

tip

한약의 대표 보약, 공진단

잘 알려진 한약의 대표약인 공진단은 예로부터, 황실에서 사용해 왔던 처방으로 약 자체가 우리 몸에 필요한 에너지 덩어리라 할 수 있습니다. 사향, 녹용, 산수유, 당귀 4가지로 구성되어 있고 대표 약재인 사향은 무스콘이라는 성분을 통하여 중추신경 기능을 강화하며, 질환에 대한 저항력을 높이고 정신을 맑게 하는 효능을 나타냅니다. 한의학적으로 사향은 막힌 것을 뚫어주는 기능이 강하여 경락에서 에너지 순환이 막힌 곳을 뚫어 전신에 에너지 공급을 원활하게 합니다. 녹용은 약리적으로 판토크린(pantocrin)과 프로테오리피드(proteolipids)와 같은 성분이 면역력을 높여주며, 산수유는 비타민, 유기산, 당류가 풍부하며 부교감신경을 활성화하고 생리 대사를 촉진하여 혈압을 낮추고 해독, 살균, 지혈, 항염증, 항암, 항스트레스 효능이 있습니다. 당귀는 데쿠르신(decursin) 성분으로 심혈관 순환계와 관련된 증상을 개선하고 콜레스테롤 흡수를 억제하여 중풍, 고혈압 등 성인병을 예방하는 데 도움이 됩니다.

공진단의 여러 종류

최근에는 공진단의 효능이 알려짐에 따라 특정 질환별 약재를 추가한 다양한 공진단이 개발되어 활용되고 있습니다.

보골공진단 근육과 뼈를 강화해 주는 약재들이 보강되어 허리통증이나 관절염 등의 근골격계 질환에 사용할 수 있습니다.

보위공진단 비위를 강화하고 소화가 잘되게 도와주는 약재를 추가하여 소화불량과 식욕부진 등의 소화기 증상에 사용할 수 있습니다.

청뇌공진단 머리 쪽의 에너지 순환을 도와주는 약재를 추가하여 집중력 저하, 두통, 어지럼증, 불안, 학습능력 저하 등의 증상에 사용할 수 있습니다.

3

건강한 에너지,
가벼운 삶

에너지 맞춤 '노비노 다이어트'

여러 질병의 원인이 되기도 하는 '비만'은 몸의 에너지 상태를 바꿔 개선할 수 있는 대표적인 증상입니다. 대부분 다이어트라고 하면 칼로리 개념으로 적게 먹고 많이 움직이는 것을 위주로 생각합니다. 이처럼 무조건 적게 먹고 많이 움직이는 다이어트는 단시간에 체중 감량은 할 수 있습니다만, 오히려 몸의 정상적인 생리 기능을 무너뜨릴 수 있습니다. 그래서 요요현상으로 몸이 원상 복귀되거나 더 비만해지는 경우가 많습니다. 내 몸의 에너지 상태를 파악하지 않고 단순히 살을 빼려는 목적만으로 체중을 감량하면 지방 감량과 함께 근육이 빠지는 동화현상으로 근육이 부족해지기 때문입니다. 이는 결국 체내 대사력을 떨어뜨리면서 지방 함량을 높여 더 큰 문제를 유발하고 감량한 체중도 6개월에서 1년 이상 지속되지 않습니다.

한의학 기반으로 에너지 상태에 따라 비만을 관리하는 에너지 다이어트는 무리하게 살을 빼려는 노력이 아닙니다. 내 몸의 에너지를 정상화하면 저절로 다이어트가 되는 겁니다. 에너지 기능이 정상화되면 시스템적으로 제대로 작동하게 된 내 몸의 체중과 지방, 근육량이 건강한 범위로 돌아옵니다. 반대로 지방과 근육량을 조절하여 에너지 기능이 제대로 작동하도록 하기도 합니다.

우리 몸의 모든 기관 조직은 먹고 잠자고 움직이는 일상생활을 통해 만들어진 에너지의 공급을 받아 건강을 유지합니다. 하지만 이러한 생체에너지의 기능에 문제가 있으면 인체의 각 기관 조직에서 수많은 질병을 발생시킬 수 있습니다. 앞서 언급한 대로 에너지의 각 기능 문제에 따라 전신 비만, 마른 복부 비만, 상체 비만의 형태로 나타나게 되기 때문에 비만은 만병의 원인이 됩니다. 실제 임상적으로 크게 두 가지 관점에서 설명할 수 있습니다.

첫째, 비만으로 체지방이 증가하면 중력에 의한 역학적인 문제가 발생합니다. 인간은 직립 동물로서 눈에 보이지 않는 중력과 지지력에 의한 역학적 불균형으로 80% 이상 일생에 한 번쯤은 요통이나 관절염을 경험하게 됩니다. 몸 전체의 체중에서 체지방은 중력으로 작용하여 1kg 증가하면 실제 관절에는 5kg의 중력 부담을 줍니다. 반면, 체중에서 차지하는 근육량은 관절을 지지하는 힘으로 관절을 보호합니다. 따라서 체지방이 증가하여 중력과 지지력의 균형이 깨어지면 허리, 고관절, 무릎, 발목, 발바닥 등 모든 하체 부위 관절에는 관절염 등의 문제가 발생할 수 있습니다.

둘째, 체지방의 증가로 혈액을 포함한 에너지 순환에 장애가 생기면 어혈 생성이 문제가 됩니다. 체지방이 많아지면 지방이 혈관에 끼게 되어 혈액의 순환장애를 유발하게 됩니다. 이것은 강물에 이끼가 끼면 물이 잘 흐르지 못하고 썩는 것과 마찬가지입니다. 혈액의 순환장애는 정상적인 기능을 하지 못하는 혈액, 즉 어혈을 생성하며 자가면역질환이나 아토피, 암 등 전신에 각종 염증성 질환을 유발할 수 있습니다.

체중에 대한 인식의 변화

과거와 비교하면 비만의 원인과 상태에 대한 인식도 많이 바꾸어왔습니다. 과거에는 체중만 중요시해서 체중계에서 잰 내 체중이 얼마인가 하는 것만 따졌습니다. 조금 시간이 지나고부터는 키에 따라 건강한 체중이 다를 수 있다는 인식이 생기면서 체중을 키의 제곱으로 나눈 체질량 지수(BMI)로 평가하게 되었습니다. 최근에는 체중과 키의 비율만으로는 내 몸이 어떻게 구성이 되어 있는지 알 수 없다는 깨달음으로 이전 체질량 지수보다 한 단계 더 깊이 있는 체성분 분석에 관심을 가지게 되었습니다. 체성분 분석은 한 사람의 몸을 구성하고 있는 뼈, 근육, 체지방, 내 몸속에 있는 수분의 무게 등을 종합해서 적절한 근육량과 지방량이 얼마인지 보여줍니다. 다양한 체성분 분석기가 개발되어 가까운 주민센터나 헬스장, 심지어는 대중목욕탕에서도 사용해 볼 수 있습니다.

언론에서도 이러한 몸과 건강, 체중에 대한 인식의 변화에 발맞추어 "체지방은 줄이고 근육량은 늘려라"라는 요지의 건강 프로그램을 많이 볼 수 있습니다. 이는 내 몸의 에너지 순환을 위한 기본조건이기도 합니다. 우리 몸은 크게 뼈, 근육, 체지방, 체수분 등으로 구성되어 있습니다. 한의학에서 에너지가 흐르는 경락은 근육 속에 분포하고 있다고 봅니다. 근육은 에너지 흐름의 통로, 체지방은 에너지 흐름을 방해하는 물질입니다. 따라서 앞서 말했듯이 건강한 생체에너지의 기능을 유지하려면 근육량은 늘리고 필요 이상의 지방량은 줄이는 것이 중요합니다.

체내 근육량은 단백질 위주의 음식 섭취와 근력 운동으로 늘릴 수 있습니다. 필요 이상의 음식을 과다하게 섭취하거나 정제 탄수화물 등 포도당이 급격히 오르는 음식을 섭취하면 혈액 속의 혈당수치가 갑자기 높아집니다. 이렇게 되면 인슐린을 대량으로 분비해 혈당을 필요 이상으로 낮춤으로써 우리 몸은 위기의식을 느껴 오히려 에너지를 축적하려고 지방을 저장합니다. 따라서 체지방을 줄이려면 식사량을 줄이고, 저탄수화물 고단백질 중심의 인슐린을 낮추는 식단 조절과 체지방 대사를 위한 유산소운동 등 개별 에너지 상태에 따른 맞춤 건강 관리가 필요합니다.

사람마다 비만의 형태가 다르다

'비만'이라고 진단하더라도 각각 에너지 상태의 문제점에 따라 체형도 전신 비만, 마른 복부 비만, 상체 비만 등 여러 형태로 나타납니다.

마른 복부 비만은 평소 에너지 생성에 문제가 있는 비만 유형입니다. 체내 근육량이 부족하여 대사량이 떨어지고 복부나 하체, 엉덩이 쪽에 지방이 쌓입니다. 이러한 비만 형태는 평소 위장 기능이 약한 경우에서 많이 볼 수 있습니다. 이런 분들은 복부지방을 줄인다고 단순히 음식을 적게 먹으면 일시적으로 체중 감량이 되고 배는 들어가지만, 시간이 지나면 근육량이 부족해지고 대사력은 떨어져 나중에는 오히려 복부에 지방이 더 쌓이게 됩니다. 따라서 에너지 생성에 문제가 있는 마른 복부 비만은 잘 먹고 에너지를 만드는 데 신경 써야 합니다. 즉, 잘 먹고 에너지가 있어야 운동도 하고 근육이 만들어져서 배가 들어갑니다.

전신 비만은 평소 에너지의 순환 공급에 문제가 있는 비만 유형입니다. 에너지의 생성이 소모보다 많아서 지방 형태로 쌓이고 평소 심폐 순환기능에 문제가 있는 체질에서 많이 나타납니다. 이런 분들은 물만 먹어도 살이 찐다고 호소합니다. 전신 비만인 사람은 인위적으로 식사량을 줄이기 위해 식욕억제제로 살을 빼면 일시적으로 체중 감량은 되지만 약을 중단하면 요요 현상으로 더욱 식욕이 항진되어 비만해질 수 있습니다. 이런 사람은 일시적 식욕을 억제하려고 노력하는 것보다 많이 움직여야 합니다. 많이 움직이면 몸속에 저장된 지방이 연소되면서 다이어트도 되고 자연스럽게 식욕도 억제됩니다.

상체 비만은 평소 에너지의 균형 조절에 문제가 있는 비만 유형입니다. 정상적인 체내 에너지의 흐름은 위아래가 50대 50으로 균형을 이루어야 하는데, 이 균형이 깨어지면 에너지가 위로 상승하여 상체가 하체보다 비대해집니다. 노인들이나 호르몬 불균형이 온 분들이 자율신경 실조로 생체리듬이 깨어져서 상체 비만이 많이 옵니다.

이렇게 우리가 먹고 움직이고 잠자는 등 일상의 생활 습관과 부모로부터 물려받은 오장육부의 기능에 따라 에너지의 생성기능과 순환 공급 및 균형 조절기능이 달라지고 체형도 달라집니다. 그래서 각각 자신에게 맞는 관리법을 찾는 일이 중요합니다.

(1) 잘 먹어야 뱃살이 빠지는 경우는?

마른 복부 비만형으로 에너지 생성기능에 문제가 있는 경우, 무조건 잘 먹어야 뱃살이 빠집니다. 평소 소화가 안 되어 더부룩하고 식사량이 적어 에너지가 부족한 사람은 체질적으로 손발이 차고 쉽게 피곤해하며 식곤증, 생리통이 잘 옵니다. 에너지 생성이 부족해서 피곤하여 평소 운동도 제대로 할 수 없고, 운동량이 부족하면 근육량이 부족해지고, 근육량이 적어지면 기초대사가 떨어지는 악순환이 반복됩니다. 과일을 먹어도 복부에 지방으로 쌓이게 됩니다. 따라서 이러한 사람은 잘 먹어야 합니다. 잘 먹어야 에너지를 만들 수 있고 에너지가 만들어져야 운동할 힘도 생깁니다. 힘이 생기면 운동을 통하여 근육량을 늘릴 수 있습니다. 그러면 대사도 늘어 복부지방이 빠집니다. 진료해 보면 이런 분들이 치료 없이 지내면 대부분 나중에 고지혈증이 옵니다. 일반적으로 고지혈증 진단을 받으면 육류를 피하는데, 이런 분들은 그렇게 되면 단백질 섭취 부족으로 근육량이 더욱 부족해져 몸이 더 망가집니다. 일반적인 상식과 달리 이런 분들의 복부지방과 고지혈증을 개선하려면 오히려 잘 먹어야 합니다.

(2) 누구에게나 통하는 복부지방을 없애는 방법은?

앞서 이야기한 것처럼 마른 복부 비만이 뱃살을 빼려면 에너지 생성이 중요합니다. 잘 먹고 에너지를 잘 만들어낼 수 있어야 합니다. 하지만 몸의 에너지 기능이 정상인데도 복부지방으로 고민하는 경우가 많습니다. 복부지방이 있는 사람이라면 무엇보다 천천히 먹어야 뱃살이 빠집니다. 뱃살은 음식물 섭취 속도가 소화하는 속도보다 빨라서 생기기 때문입니다. 소화가 덜

된 음식물 찌꺼기(담음)가 복부에 지방 형태로 쌓여 뱃살이 됩니다. 음식물이 위장에서 완전히 소화되면 뱃살이 생기지 않습니다. 입안에서 어느 정도 소화해서 넘긴다는 생각으로 음식물을 오랫동안 씹고 삼켜보세요. 생각의 변화가 행동을 바꾸고 몸을 바꿀 수 있습니다.

(3) 잘 자야 살이 빠지는 경우는?

평소 얼굴 등 상체는 덥고 하체는 차가운 경우, 외형이 상체 비만으로 에너지 균형이 깨진 경우에는 무조건 잘 자야 살이 빠집니다. 수면은 호르몬 생성에 대단히 중요한데 평소 늦게 잠을 자는 야행성이거나 불규칙한 수면 습관을 가진 사람은 호르몬 생성에 문제가 생깁니다. 그러면 식욕을 조절하는 그렐린과 렙틴의 분비 조절기능에 균형을 잃어 식욕 조절이 안 되기 때문에 비만해질 수밖에 없습니다. 식욕 조절 호르몬이 균형을 잡으려면 수면 습관이 중요한데 하루 중 호르몬 생성이 가장 활발한 밤 10시부터 새벽 3-4시까지는 반드시 숙면하는 것이 좋습니다. 잠자리에 드는 시간은 늦어도 밤 11시를 넘겨서는 안 됩니다. 여기서 잘 자는 개념은 많은 시간을 자는 것보다 호르몬이 생성되는 골든타임을 지켜 수면하는 것입니다.

다이어트에 실패하는 이유

피트니스 센터에서 운동으로 다이어트에 성공했지만 얼마 지나지 않아 다시 원래 체형으로 되돌아가거나 오히려 더 체중이 늘어난 경우를 많이 보셨을 겁니다. 다이어트 성공 후 식욕 조절이 힘들어 하루에 필요한 에너지보다 많이 먹거나, 지속적인 운동을 유지하지 못해서 에너지 소모가 줄어들기 때문입니다. 그래서 다이어트는 평생 해야 한다는 이야기가 나옵니다. 사실 식욕 조절이나 에너지 소모를 위한 지속적인 운동은 외부 요인의 영향을 많이 받기 때문에 본인의 의지만으로 지속하기가 힘듭니다.

특히 식욕의 경우 내 몸의 에너지 균형 조절에 문제가 있으면 본인의 의지만으로 호르몬의 변화를 이길 수 없습니다. 또한, 에너지 생성기능에 문제가 있다면 아무리 배가 나와서 복부지방을 줄이는 운동을 하고 싶어도 피곤하기만 합니다. 하지만 내 몸의 에너지 상태를 정상화하면 어느 정도 음식을 먹으면 포만감을 느끼고, 또 안 움직이면 몸이 찌뿌둥하여 움직이게 됩니다. 밤에는 일정한 시간이 되면 자연스럽게 잠이 옵니다. 건강한 몸이 중요한 이유입니다.

비만치료제의 진실

주위에 식욕억제제를 먹거나 주사를 맞고 다이어트에 성공한 분들이 있으신가요? 최고의 다이어트약은 식욕억제제일 겁니다. 틀린 말이 아닙니다. 최근 유행하는 꿈의 다이어트약도 식욕을 억제하는 주사제로 단기간 체중을 감소하는 데는 최고로 알려져 있습니다. 하지만 식욕은 신이 인간에게 준 최고의 선물이라고 생각합니다. 살아가기 위해 먹는 즐거움을 주신 거니까요. 인위적으로 식욕을 억제한 부작용은 SNS 등에서 쉽게 찾아볼 수 있습니다.

만약 에너지 생성기능에 문제가 있는 복부 비만인 사람이 뱃살을 줄이겠다고 식욕억제제를 복용하면 어떨까요? 식사량이 감소하여 체중은 줄지만, 단백질 섭취량이 감소하게 되고, 오히려 피곤해져 운동을 하기 힘들어집니다. 근육량이 줄고 대사력이 떨어져 결국에는 복부에 지방이 더 축적됩니다. 다른 에너지 상태를 지닌 사람이라도 인위적으로 식욕을 억제하면 관련 호르몬에 변화를 일으켜 몸 스스로 식욕을 조절하는 기능에 문제를 유발합니다. 외부에서 식욕을 조절해 주면 몸에서는 관련 호르몬을 만들지 않게 되며 약을 중단하면 식욕이 오히려 항진될 수 있습니다. 따라서 식욕억제제로 일시적으로 다이어트에 도움을 받을 수는 있지만, 장기적 복용은 몸에 악영향을 줄 확률이 높습니다.

내 몸의 전체적인 문제점을 찾아 에너지 기능을 정상화하고 일시적이 아니라 시스템을 구축해 자연스럽고 지속적으로 하는 다이어트가 필요합니다. 이러한 에너지 상태 회복을 위한 비만 치료제가 있다면 어떨까요? 진료실을 찾아온 70대 중반의 남성분이 기억납니다. 체성분검사에서 체지방이 10.5*kg* 과잉, 근육량은 4.3*kg* 부족으로 나타났습니다. 이분에게 저희는 에너지 순환을 개선하는 '노비노 다이어트 한약'을 처방하였습니다.

비만 환자 수가 증가하면서 건강 관리의 중요성을 모두가 인지하게 되었습니다. 경희대 한방병원에서는 정부에서 8년간 연구지원금을 받아 최근 에너지 비만치료제를 개발하였습니다. 개발된 치료제는 에너지 순환 개선에 탁월한 효과를 나타내며 식품의약국안전처의 독성 검사와 안전성 검사 등의 전임상연구를 거쳐 유효성뿐만 아니라 안전성도 확보하였습니다. 얼마 후 이 환자분의 체지방은 과잉 지방량 10.5*kg*에서 2.0*kg*으로 8.5*kg* 감소하였고, 근육량은 4.3*kg* 이상 늘어나 정상으로 회복되셨습니다.

일반적으로 다이어트를 하면 동화현상으로 체지방과 근육이 동시에 빠지면서 체중 감소가 일어납니다만, 에너지 상태에 따라 치료하는 '노비노 다이어트'는 과잉된 체지방은 줄여주고 부족한 근육량은 늘려주는 효과가 있다는 것이 일반 다이어트와 가장 큰 차이점이라고 할 수 있습니다. 그래서 가끔 노비노 탕약을 복용한 후 "선생님, 몸은 좀 가벼워진 것 같은데 체중이 별로 안 빠졌어요"라고 불평하는 환자들이 있습니다. 이런 환자분에게는 체성분검사 후 몸속 체지방량과 근육량의 변화를 보여줍니다. 그리고 자세히 설명해드리면 표정이 밝아지면서 만족하십니다. 건강한 다이어트는 단순히 체중을 줄이는 것이 아닙니다. 몸속의 에너지를 정상화하여 스스로 체내 불필요한 지방이나 독소를 빼낼 수 있는 기능을 회복하는 것입니다. 특히 저희는 한방 비만치료제 개발에 있어서 한의학에 대한 편견 극복을 중요하게 생각했습니다. 한약은 보통 비급여로 인해 경제적 부담이 크다는 인식이 있고, 비과학적이라는 인식이 있습니다. 그래서 많은 실험과 임상연구를 통하여 부작용이 적고 효과적이면서도 경제성이 있는 비만치료제를 개발하려고 노력했습니다. 이 치료제를 205명의 비만 환자를 대상으로 4주 이상 복용시킨 후 5% 이상 체중 감량 111명(54.1%)이라는 연구 결과를 냈고, 이를 SCI급 국제학술지인 〈Medicine〉에 게재하였으며, 2019년 국제의학침구대회(ICMART)에서 해당 내용을 발표하여 우수 포스터상을 받았습니다.

다시 한번 말씀드리면 건강하고 지속 가능한 다이어트는 단순히 체중 감량이 목표가 아니라 비만의 원인이 되는 개인의 몸 에너지를 정상화해서 이뤄져야 합니다. 몸의 에너지 상태를 정상화하면 비만 관리뿐만 아니라 다양한 질환까지 개선됩니다. 제가 개설하여 운영하는 '노비노(NO肥老) 다이어트 클리닉'의 '노비노'는 'NO비만 NO노화'의 의미를 담고 있습니다. 실제 임상에서 에너지 상태를 개선하는 이러한 과정을 거친 분들은 질병 치료뿐 아니라 이후 주위에서 "살 빠졌다" "예뻐지고 젊어졌다"라는 이야기를 많이 들으신다고 합니다.

여기서 잠깐

'위고비' 다이어트

최근 일론 머스크 등 유명 인사들이 체중 감량 시 사용했다는 사실이 알려지면서 품귀현상이 벌어진 '위고비'가 한국에 출시되었습니다. 고비 프리필드펜 (세마루타이드, 이하 위고비)은 GLP-1 계열 비만치료제입니다. 포만감을 증가시키고 식욕을 감소시켜 체중을 조절하게 됩니다. 기존에 국내 출시되었던 동일 계열의 비만치료제로 '삭센다'가 있습니다. 매일 주사하는 방식인 삭센다에 비해, 위고비는 주 1회 주사하는 방식입니다. 게다가 삭센다는 56주 주사로 평균 7.5%의 체중 감량이 가능하지만, 위고비는 68주 주사로 평균 15%의 감량 효과를 나타내는 업그레이드된 주사제입니다. 펜 모양의 주사제 형태를 가진 위고비는 하나당 용량이 0.25㎎, 0.5㎎, 1.0㎎, 1.7㎎, 2.4㎎ 등 5개 있으며, 적은 양(주 1회 0.25mg)부터 시작해 16주 동안 점진적으로 2.4mg까지 증량하는 방식으로 투약이 이뤄진다고 합니다. 모든 용량이 37만 2,025원이 될 것이라고 전해졌으나, 실제로는 병원, 약국마다 차이가 있으며 50만 원 정도로 책정되어 있다고 합니다.

사실 위고비 주사제는 환자의 체질에 따라 극심한 부작용이 발생할 수도 있기에 각별한 주의가 필요합니다. 임상시험 결과에 따르면 허가 범위 내로 사용해도 두통 및 구토, 설사, 변비, 담석증, 모발 손실, 급성 췌장염 등 부작용이 있을 수 있다고 하니 오남용에도 유의해야 합니다. 특히 식욕억제제의 경우 교감신경 항진 성분들을 함유하고 있어, 뇌를 강제로 흥분시키는 작용이 뒤따를 수도 있습니다.
비교적 안전한 식욕억제제들도 장기적으로 복용하면 졸음, 이상 감각, 기억력 저하 등이 발생할 수 있습니다. 비만치료 약물은 과식 및 폭식 습관 등을 고치는 용도로만 사용해야 하며, 약물에만 의존해서 체중을 빼려고 하면 지방뿐만 아니라 근육이 같이 빠지면서 기초대사력이 저하되기 때문에 다시 비만을 유발하는 악순환이 계속되기 쉽습니다.

에너지 상태에 따른 내 몸 맞춤 플랜

다이어트

에너지 생성기능을 개선하려면

에너지 생성기능에 문제가 있는 마른 복부 비만은 소화가 잘되는 좋은 음식을 조금씩 자주 먹습니다. 밀가루와 찬 음식은 피하고, 따뜻한 성질의 음식을 조금씩 천천히 먹는 것이 좋습니다. 운동은 요가, 스트레칭이나 가벼운 산책 등이 좋습니다. 수면은 골든타임인 밤 10시부터 아침 5시를 확보하고, 에너지 소모를 줄이기 위해 좀 더 많은 시간을 자는 것도 좋습니다.

음식 **밀가루와 찬 음식 피하기, 조금씩 자주 먹기**
운동 **요가, 스트레칭, 가벼운 산책**
수면 **충분한 수면과 휴식 시간 확보**

에너지 순환기능을 개선하려면

에너지 순환기능에 문제가 있는 전신 비만은 최대한 소식하며 위의 크기를 줄여야 합니다. 저탄수화물 · 고단백질(저탄고단) 위주로 식사량을 한눈에 볼 수 있도록 한 접시에 담아 먹는 방법을 추천하며, 식단은 3개월 정도 지속해야 합니다. 운동은 빠르게 걷기, 등산, 수영, 에어로빅 등 유산소 운동을 추천합니다. 수면은 야식의 유혹을 피해야 하므로, 반드시 밤 11시 이전에 해야 합니다.

음식 **소식, 저탄고단 식사**
운동 **등산, 수영, 에어로빅 등 유산소운동**
수면 **밤 11시 이전 취침**

에너지 균형 조절기능을 개선하려면

에너지 균형 조절기능에 문제가 있는 상체 비만은 차가운 성질의 음식을 먹는 것이 좋습니다. 매운 음식이나 자극적인 음식은 피하고, 바다에서 나는 해산물 등을 섭취하세요. 특히 커피와 녹차 등 카페인이 들어간 음료는 숙면을 방해하기 때문에 반드시 아침 10시 이전에 마실 것을 추천합니다. 운동은 위로 치우친 에너지를 아래로 끌어내리기 위해 계단 오르기, 맨발 걷기, 발끝 치기, 스쿼트 등 하체 강화 운동을 권장합니다. 수면은 총수면 시간보다 골든타임인 밤 10시부터 아침 5시의 깊은 수면이 중요합니다.

음식 **찬 음식 먹기, 해산물, 카페인 음료는 10시 이전**
운동 **계단 오르기, 맨발 걷기, 발끝 치기, 스쿼트 등 하체운동**
수면 **밤 10시부터 오전 5시까지의 깊은 수면 지키기**

tip

다이어트에 대한 잘못된 상식

"체중이 빨리 빠질수록 좋다?"

결론부터 말씀드리자면 짧은 시간에 많은 체중을 빼는 것이 중요한 게 아니라 내 몸이 적응할 수 있는 속도로 빼는 것이 중요합니다. 많은 비만 환자를 진료해 본 경험상 가장 적절한 다이어트는 하루에 체지방량을 70g씩 줄이는 것입니다. 체성분검사상 한 달에 체지방 2kg 정도를 줄이는 것이 가장 좋습니다. 이 정도면 내 몸의 모든 기관이나 세포가 몸의 변화에 적응할 수 있습니다. 짧은 기간에 많은 체중 감량을 위해 무리하게 식욕을 조절하거나 운동하면 오히려 에너지 상태가 깨어져 결국에는 몸이 더 안 좋아질 수 있습니다.

또한, 다이어트 치료를 한다면 어느 기간 동안 노비노 탕약을 복용하는 게 적절한지 궁금해하는 분들도 많습니다. 저희는 대략 3개월 정도로 봅니다. 우리 몸의 에너지가 바뀌는 데 대략 3개월 이상이 소요되기 때문입니다. 간혹 한두 달에 5-10kg 체중을 감량하고 환자가 만족해하면서 치료를 중단하는 경우가 있는데, 체중 감량은 되었더라도 내 몸의 에너지가 정상화되어 시스템적으로 안정되려면 3개월 이상이 필요합니다. 체중 감량은 내 몸의 변화에 적응할 수 있는 속도로 하고 기간은 3개월 이상으로 보고 접근하는 걸 권장합니다.

비만과 기초대사량의 관계

두 사람이 똑같은 양의 음식을 먹고 비슷하게 움직여도 어떤 사람은 체중이 늘어나는데 다른 사람은 빠지기도 합니다. 이는 부모로부터 타고난 오장육부 기능에 따른 신진대사의 차이 때문입니다. 신진대사가 활발한 사람은 몸에 들어온 에너지를 잘 사용합니다. 이런 사람은 혈액순환과 호흡 등 우리 몸의 생체 활동에 소비되는 최소 필요 에너지양인 기초대사량이 높은 편이고 에너지의 생성과 순환이 잘되어 체중 조절은 물론이고 노폐물 제거나 세포의 성장과 회복 등이 활발하여 신체의 기능을 최적으로 유지할 수 있습니다.

반면 대사가 저하되면 영양소 흡수가 감소하거나 대사 평형이 깨져 신체와 정신적 항상성 유지 및 기능이 떨어지고 심하면 여러 가지 질병이 발생하게 됩니다. 기초대사량을 높이려면 평소 규칙적인 수면 습관과 단백질 위주의 적절한 식사, 꾸준한 근력 운동, 수분 섭취 등을 꾸준히 신경 써야 합니다.

대사증후군 진단 기준

복부 비만	허리둘레로 측정. 한국인 기준 남자 ≥ 90cm, 여자 ≥ 80cm
높은 혈압	혈압 ≥ 130/85mmHg
높은 혈당	공복혈당 ≥ 100mg/dL
저하된 고밀도지질단백질 콜레스테롤 (HDL-cholesterol)	남자 < 40mg/dL 여자 < 50mg/dL
상승된 중성지방	≥ 150mg/dL

대사증후군이란 무엇인가요?

평소 심한 피로감을 느끼거나 기력이 급격히 떨어지고, 수면이나 소화 장애 등의 증상이 나타난다면 대사증후군을 의심해 보아야 합니다. 대사증후군은 혈압 상승, 혈당 상승, 혈중 지질 이상, 비만(특히 복부 비만) 등 여러 신진대사 이상이 겹쳐서 당뇨병, 고혈압, 심뇌혈관질환 위험인자가 동시에 높아진 상태를 말합니다.

평소 고기도 먹지 않는데 건강검진에서 고지혈증 진단을 받았다고 진료실을 찾은 50대 초반 여성분이 있으셨습니다. 체형은 마른 복부 비만으로 과일만 먹는데도 배가 자꾸 나와서 걱정이라고 하셨습니다. 진료해 보니 에너지 생성 점수가 60점(과잉 체지방 7㎏, 부족한 근육량 6㎏)으로 근육량 부족으로 대사량이 감소해 복부에 체지방이 쌓이고 있었습니다. 혈압과 당뇨로 찾아오신 40대 후반 남성분도 계셨습니다. 카이닥 설문 결과 이분은 에너지 생성과 균형에는 문제가 없는데 순환이 되지 않는 상태(근육량 정상, 과잉 체지방 13㎏)로 전신 비만이었습니다. 두 분 모두 전형적인 대사증후군이었습니다만 몸 에너지 진단 결과 원인은 달랐습니다. 원인이 다른 만큼 치료도 달라야 했습니다.

50대 여성의 마른 복부 비만 환자는 에너지 생성기능 개선을 위한 노비노 탕약 치료와 함께 소화되는 음식은 무엇이든 잘 먹고 적절한 운동을 하면서 고지혈증이 개선되었습니다. 40대 남성 전신 비만 환자는 에너지 순환 개선을 위한 노비노 탕약과 함께 식사량을 최대한 줄이고 몸이 힘들 정도의 강력한 유산소 운동을 하면서 고지혈증이 개선되었습니다.

대사증후군인 사람은 심장병, 뇌졸중과 같은 심혈관계 질환으로 사망할 확률이 대사증후군이 없는 사람에 비해 4배 정도 높다고 알려져 있습니다. 대사증후군 환자가 당뇨병에 걸릴 확률은 그렇지 않은 사람보다 3~5배 정도 높습니다. 유전적 소인에 환경적 인자가 더해져 발생하는 포괄적 질병으로 각종 암 발생 및 사망률도 관계가 있습니다. 보통 신체, 정신, 감정적 이상을 동반하며 특별한 증상이 없더라도 혈액검사, 혈압, 허리둘레 측정으로 진단할 수 있으며, 본인의 에너지 상태에 맞는 생활습관 관리를 통해 추후 큰 질병이 되는 것을 막을 수 있습니다.

tip

기초대사량을 어떻게 늘릴 수 있을까?

평소 신진대사를 원활하게 하고 개선하려고 노력하면 대사증후군의 예방과 관리에 도움을 줄 수 있습니다. 신진대사 저하 초기 증상은 피로감과 집중력 저하, 변비, 피부 건조 등입니다. 신체에 에너지를 적절히 공급받지 못해 나타나는 증상입니다. 생활 습관을 개선하는 장기적 접근이 필요하며, 과체중이나 비만이라면 에너지 순환기능 개선을 통하여 이를 우선 해결해야 합니다. 이를 위하여 3개월에서 6개월 정도 식사 조절, 운동, 수면 등 복합적인 접근이 필요합니다.

앞서 우리 몸의 에너지 순환을 강물의 흐름에 비유하였습니다. 대사증후군은 기혈 에너지라는 강물의 흐름에는 문제가 생겼으나, 아직 강물이 썩지는 않은 상태와 비슷합니다. 에너지 순환장애는 있지만, 염증으로 발전하여 여러 가지 질병이 발생하지는 않았습니다. 이런 경우에는 기본생활수칙을 지켜서 단백질 섭취를 통해 에너지 흐름의 통로인 근육량을 늘리고, 에너지 흐름을 방해하는 체지방을 줄여야 합니다. 가공된 음식에 들어있는 첨가물도 먹지 않는 것이 좋습니다. 무엇보다 개인의 에너지 상태에 따른 건강 관리가 대사증후군을 예방하거나 개선하는 데 큰 도움이 됩니다.

대사증후군 개선을 위한 기본생활 수칙

식습관

균형 잡힌 식단으로 규칙적인 식사를 합니다. 과당 등 당류를 피하고, 단백질 섭취를 늘리고 식이섬유를 섭취하면 혈당 안정에 도움이 됩니다. 충분한 수분 섭취도 중요합니다.

운동

유산소운동, 근력 운동, 명상, 요가, 걷기 등 에너지 상태에 따른 규칙적인 운동은 에너지 순환을 통하여 신진대사를 활성화하는 데 꼭 필요합니다.

수면

충분한 수면과 휴식은 에너지 균형 조절을 통한 대사 향상에 도움이 됩니다. 일정한 수면 패턴을 지키고, 휴식 시간을 확보하여 신체 기능의 회복을 도모합니다.

건강한 피부를 유지하려면?

어떤 분들은 본인 나이에 비해 젊어 보이는데, 어떤 분들은 오히려 더 나이 들어 보이기도 합니다. 왜 이런 차이가 생기는 걸까요? 우리의 가장 겉면에 있어서 노화의 징후가 먼저 뚜렷하게 드러나는 곳이 피부입니다. 주름이나 얼굴 늘어짐, 착색 등의 변화는 뚜렷하게 눈에 보입니다. 그래서 사람들이 가장 신경 쓰고 관리하는 피부에 피부과의 각종 시술과 성형, 화장품 시장 등으로 큰돈이 흘러듭니다. 하지만 나이가 드는 과정에서 신체의 기능이 떨어지는 건 자연스러운 현상입니다. 젊음과 아름다움에 대한 과도한 집착은 오히려 건강에 해가 되기도 합니다. 피부를 미용 관점에서만 생각하기보다는, 건강의 신호를 나타내고 외부에 대한 방어벽 기능을 하는 우리 몸의 중요한 구조로 바라보고 접근하는 것이 건강하게 노화를 막는 좋은 방법일 것입니다.

외부로부터 안 좋은 물질을 막아주고 보호하는 역할을 하는 피부의 기능이 망가지면 자외선, 미세먼지 등 외부 자극에 피부가 민감하게 반응하여 트러블이 발생하고, 상처 회복이 더디게 되며, 색소침착도 심해집니다. 이러한 문제들이 지속되면, 마치 면역력이 떨어진 사람이 감기를 늘 달고 사는 것처럼, 피부가 약해져서 점차 건조해지면서 탄력이 떨어지고 주름이 쉽게 생기게 됩니다.

건강한 피부의 기능을 유지하려면 어떻게 해야 할까요? 피부는 한의학에서는 경락이라고 하는 에너지의 통로를 통해서 오장육부의 기능이 밖으로 드러나는 부위입니다. "몸속에서부터 건강을 채워서 아름다움을 찾아야 한다"라는 뜻의 '이너뷰티(Inner beauty)'라는 말이 있습니다. 실제 오래전부터 있던 내용입니다. 오장육부의 기능이 원활해서 인체 에너지가 정상화되면 영양이 잘 공급되어 피부 기능도 회복되고 노화도 막을 수 있습니다. 결국, 피부를 건강하게 하는 일도 우리 몸속 에너지의 기능 상태에 달린 것입니다.

에너지 상태에 따른 내 몸 맞춤 플랜

피부 관리

윤기 없이 건조한 피부

이럴 때는 필요한 영양소를 고루 섭취하면서 근력 운동을 통해 에너지 생성기능을 회복하는 것이 도움이 됩니다.

권장 **영양소 섭취, 근력 운동**

푸석하며 탄력이 떨어진 피부

식이조절과 더불어 유산소운동을 통해 전체적인 체지방을 줄여주는 것이 에너지 순환기능을 회복하여 피부를 탄력 있게 만들어줍니다.

권장 **식이조절, 유산소운동**

트러블과 홍조

피부 문제뿐만이 아니라 스트레스에 민감하고 수면장애도 나타날 수 있습니다. 숙면과 하체운동을 통해 위로 쏠려 있는 에너지를 아래로 내려 몸 에너지의 균형기능을 정상화하는 것이 중요합니다.

권장 **하체운동, 수면의 질 확보**

tip

피부에 좋은 기본생활 수칙

자외선 피하기

피부에 좋지 않은 대표적인 외부 물질이 자외선입니다. 안으로 오장육부 기능이 튼튼한 것도 중요하지만 외부 자극에 대해서 보호하는 것도 중요합니다. 자외선차단제(선크림)는 외출 시 반드시 발라주세요. 동전 크기 정도의 충분한 양을 외출 30분 전에 바르고, 외부 일정이 많으면 2~3시간마다 덧발라줍니다.

수면시간

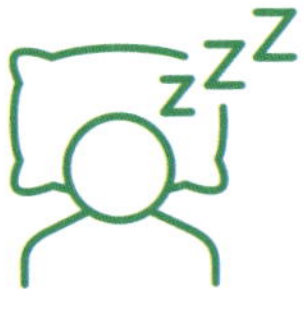

미인은 잠꾸러기라는 말이 있는데 정말 맞는 말입니다. 수면의 골든타임으로 불리는 밤 10시에서 새벽 3시는 성장호르몬, 멜라토닌이 분비되고 스트레스 호르몬인 코르티솔은 낮은 상태로 유지되는데 이때 피부 재생이 가장 활발해집니다. 이 수면시간을 놓치지 마세요. 피부가 충분히 회복되지 못하면 기능이 약해지면서 노화가 가속화됩니다.

영양소와 수분

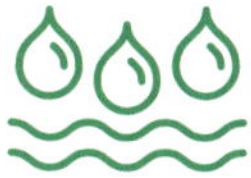

피부세포를 구성하는 물질인 영양분과 수분이 충분해야 피부가 건강합니다. 실제 좋은 영양분을 섭취하는 게 그만큼 중요하다는 의미의 이너뷰티입니다. 항산화 식품, 비타민이 충분한 음식을 섭취하고, 고지방, 고탄수화물, 당류는 에너지의 원활한 순환을 막기 때문에 줄이도록 합니다. 커피, 탄산음료, 주스는 수분 보충의 역할을 제대로 하지 못합니다. 수분은 커피나 차 등이 아닌 순수한 물의 형태로 하루 8잔 정도 섭취하는 것이 좋습니다.

온도와 습도

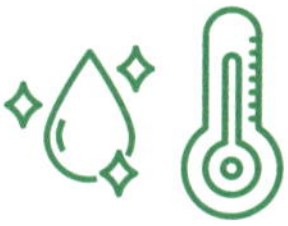

실내 온도와 습도를 적절하게 유지하면 외부 환경과 인체 내부가 균형을 이루어 피부에 자극이 덜 갑니다.

4

질환별 에너지 건강 관리법

인체의 원리와 에너지 상태별 질환

'인간은 소우주'라고 하여 우리 몸은 하나의 작은 우주로 비유할 수 있습니다. 태초부터 모든 생물체의 생성과 성장은 하늘과 땅, 음과 양의 조화, 즉 수승화강(水昇火降)이라는 원리에 따라 이루어져 왔습니다. 수승화강이란 물의 에너지가 위로 올라가고 불의 에너지가 아래로 내려가는 우주 기운의 대순환을 의미하며, 이는 음양의 조화를 이루는 핵심 원리입니다.

인체 역시 건강한 생명 활동을 유지하기 위해서는 수승화강의 조화로운 순환이 이루어져야 모든 기관이 제 기능을 발휘하고, 건강한 상태를 유지할 수 있는 것입니다. 인체는 이러한 자연의 조화로운 대순환 속에서 오장육부의 기능으로 음식과 호흡, 운동과 일상의 움직임, 수면과 정신 활동과 함께 에너지를 생성, 순환, 균형 조절하면서 정상적인 생명 활동을 유지하게 됩니다.

	에너지 생성 문제	에너지 순환 문제	에너지 균형 문제
관련 기관	비장, 위장	심장, 폐장	간장, 신장
문제 시 체형과 증상	**마른 복부 비만** 소화력 저하, 피로감, 어지러움, 저혈압, 손발 차가움	**전신 비만** 전신 순환장애, 전신 부종, 아침 기상 시 무기력	**상체 비만** 목, 어깨 뭉침, 두통, 이명, 눈 충혈, 불면증
개선 방법	소화 잘되는 음식 섭취, 가벼운 운동, 충분한 수면시간	적게 먹고 활동성 있는 생활, 유산소운동, 밤 11시 이전 취침	찬 성질의 음식 섭취, 하체 근력 운동, 깊은 숙면을 위한 노력

근골격계 질환

목, 허리, 어깨, 팔다리 등에서 근육, 관절, 신경, 인대, 뼈와 주변 조직의 손상으로 통증이나 기능 이상을 나타내는 질환을 근골격계 질환이라고 합니다. 강직, 마비 및 감각 이상, 관절과 뼈의 모양이 변형되기도 합니다. 목, 허리 추간판탈출증, 척추관 협착증, 무릎 어깨 관절염, 오십견, 회전근개파열, 손목터널증후군, 족저근막염까지 여러 형태로 나타나며 산업재해, 교통사고, 평상시의 잘못된 자세, 운동 중의 부상 등으로 발생하게 됩니다.

발생의 원인과 경로는 다양하지만, 회복이 더디거나 만성화되고 있다면 몸 에너지의 생성기능과 순환기능, 균형기능의 문제로 자연치유력이 상실되어 있다고 볼 수 있습니다. 현대인은 컴퓨터 앞에 앉아 있는 사무실 생활이나 장시간 스마트폰의 사용으로 인해 어린 나이부터 근골격계 질환을 경험하고 있습니다. 평소 바른 자세를 유지하려는 노력과 간단한 스트레칭, 짧은 근력 운동만으로도 근골격계 질환을 어느 정도 예방할 수 있습니다. 수술적 치료가 당장 필요한 상황이 아니라면 본인의 몸 에너지 상태에 따른 전반적인 생활 습관을 교정하여 스스로 회복력을 높이는 것이 가장 근본적이고 확실한 치료입니다.

목(경추) 통증

목은 인체에서 가장 무거운 머리를 지지하며 큰 하중을 받는 부위입니다. 나쁜 자세나 과도한 움직임 등으로 경추를 지지하는 근육과 인대, 디스크 등에 충격이 가면 통증이 유발됩니다.

환자 나이(성별): 60대 여성

증상 운동하다 넘어져 땅에 팔을 잘못 짚으면서 어깨와 등부터 목까지 극심한 통증이 시작되었다. 목 부위 MRI를 찍고 경추 추간판탈출증으로 진단받고, 재활의학과에서 신경차단술을 2~3차례 시행하였으나 통증이 줄어들지 않았다. 극심한 통증으로 신경외과에서 수술을 권유받았으나 수술은 피하고 싶어 마약성 진통제를 붙여 통증을 조절하며 내원하였다.

- **체성분검사**: 정상 체중이나 체지방 6.6㎏ 과잉, 근육량 5.5㎏ 부족
- **카이닥 설문**: 에너지 생성 78 순환 85 균형 40
- **에너지 상태**: 에너지 균형의 문제

잘못된 자세를 장시간 유지하거나 사고, 추락 등으로 목뼈나 관절이 손상되면 목 통증이 찾아옵니다. 일정 기간 안정을 하면서 치료를 해도 통증이 지속되거나 회복되지 않고 만성화되는 이유는 대부분 잘못된 일상생활로 인하여 몸의 에너지 문제를 가지고 있기 때문입니다.

운동하면서 어쩌다 잠깐 팔을 잘못 짚었을 뿐인데 등부터 목까지 극심한 통증이 생겨서 마약성 진통제 패치를 붙이고 찾아온 환자분이 있으셨습니다. MRI 검사를 한 결과 경추 추간판탈출증 진단을 받았고 재활의학과에서 받은 신경차단술도 듣지 않아 결국 신경외과에서 수술을 권유받으셨다고 합니다.

어린아이 때는 뛰다가 크게 넘어져서 어딘가에 충격이 가서 다치더라도 며칠만 지나면 씻은 듯이 회복되곤 합니다. 하지만 나이가 들수록 오랫동안 운동으로 다져진 몸이라고 해도 작은 충격에서 시작된 통증이 심해지거나 만성화되기 쉽습니다. 몸 전체의 회복력이 예전만 못하기 때문이지요. 진료해 보니 이 환자분은 에너지 균형이 깨어져 에너지가 위쪽으로 몰리는 상태였습니다. 그래서 성격적으로도 평소 완벽주의가 심하고, 신경 쓰이는 일이 있으면 잠을 설치며, 잠귀가 밝고 쉽게 놀라는 편

이었습니다. 에너지가 상체로 몰리니 외관상 체형은 다리가 얇고 목과 어깨가 뭉치고 발이 차가운 것도 그런 이유 때문이었지요.

에너지 균형 개선을 위한 노비노 탕약 처방과 함께 밤 11시 전에 잠자리에 들도록 생활 습관을 바꾸고, 수면위생을 철저히 지키도록 당부하였습니다. 하체운동을 권장하고, 커피도 아침 10시 이전으로 제한하였습니다. 3개월 정도 이렇게 치료한 후에는 신경차단술이나 주사로도 낫지 않던 증상들이 개선되어 현재는 일상생활에 불편함 없이 잘 지내고 계십니다.

목 통증은 소화 장애로 인해 에너지 생성이 원활하지 않거나, 비만으로 인해 전신의 에너지 순환이 저하되는 경우, 또는 갱년기 호르몬 변화, 스트레스, 불면증 등으로 인해 에너지 균형 조절에 문제가 생기는 경우 모두 발생 가능합니다. 이러한 에너지의 문제가 목 주위 근육의 기능과 영양공급에 영향을 미쳐 통증을 유발하게 됩니다. 즉, 에너지의 기능 문제로 목 주변에 기운이 뭉쳐서 잘 흐르지 않게 되면, 처음에는 목 주위 근육이 뻣뻣해지고 불편감이 지속이 되다가 나중에는 경추의 곡선이 없어져 일자로 됩니다. 심하면 앞으로 튀어나와 변형이 시작되며, 더 진행되면 추간판이 밀려 나오면서 신경을 압박하는 경추 추간판탈출증이나, 신경이 나오는 부위가 좁아지는 협착증이 발생하기도 합니다.

따라서 치료는 에너지의 생성, 순환, 균형 조절 문제에 따라 다르게 접근하며, 결국에는 목 부위에 뭉쳐 있는 기운을 풀어 주고, 근력을 강화하는 방향으로 진행됩니다. 특히 깊은 숙면은 목, 어깨 통증 질환에 대단히 중요합니다. 숙면을 통하여 생성된 호르몬의 물 에너지가 에너지의 상하 순환, 즉 수승화강을 도와 목 부위에 모였던 기운을 아래로 내려줌으로써 목 주위 근육의 긴장을 풀어주는 데 중요한 역할을 하기 때문입니다.

어깨 통증

어깨는 가동 범위가 넓고 사용량이 많은 어깨관절을 포함한 주변의 인대, 근육, 신경 등으로 구성됩니다. 관절염, 석회화건염, 회전근개 질환 및 파열, 오십견 등이 어깨 통증에 포함됩니다.

환자 나이(성별): 50대 후반 남성

증상 어깨를 돌릴 때 어깨관절에서 소리가 난다 싶더니 팔을 위로 올리거나, 뒷짐을 지거나, 셔츠를 입을 때 팔을 뒤로 젖히지도 못하는 상태가 되었다.

- **체성분검사**: 체지방 17㎏ 과잉
- **카이닥 설문**: 에너지 생성 85 순환 50 균형 65
- **에너지 상태**: 에너지 순환과 균형의 문제

사회생활을 하다 보면 술자리나 회식이 잦아 기름진 음식을 자주 먹게 되는 경우가 있습니다. 어깨관절의 문제로 진료실을 찾은 50대 후반 남성 환자분이 그런 경우였습니다. 근육이 적당히 있는 건강한 체형으로 평소 골프도 즐겼지만, 어느 날부터 팔을 위로 올리지도, 셔츠를 입으려고 팔을 젖히지도 못하는 상태가 되었습니다.

어떤 사고나 특별한 이유 없이 일상생활 속에서 갑자기 어깨 통증이 발생한 경우, 병원을 방문하여 일정 기간 치료를 하였지만 증상이 완전히 회복되지 않고 불편함이 만성적으로 반복된다면, 이는 현재 몸 에너지 기능에 문제가 있어서입니다. 스스로 질환을 회복할 수 있는 상황이 아니라는 것을 알려주는 것입니다.

일반적으로 어깨 통증으로 병원에 가보면 여러 가지 검사 후 '오십견이다, 회전근개가 찢어졌다, 석회가 꼈다' 등의 이야기들을 많이 합니다. 이는 결과적으로는 일상생활 속에서 발생한 어깨관절의 손상을 스스로 회복하지 못하고 만성화된 경우입니다. 내 몸의 에너지 생성, 순환, 또는 균형 조절의 문제로 어깨관절에 원활하게 에너지 공급이 안 되어 어깨관절이 굳어진 것입니다. 기계를 오래 사용하면 녹슬듯이 어깨관절에 에너지 순환이 안 되면 어혈이 생기게 됩니다. 이렇게 생긴 어혈은 염증과 통증을 유발하는데, 특히 밤에 자려고 누우면 몸 전체의 순환이 떨어지기 때문에 통증이 심해지고 밤잠을 설치게 됩니다. 어깨 관절의 염증이 개선되지 않고 지속되면 관절은 더 굳어지고, 굳어진 관절을 억지로 움직이면 관절을 싸고 있는 회전근개라는 인대가 찢어지거나 염증이 지속되면서 석회화가 될 수 있습니다.

이 환자분의 평소 생활을 살펴보니 술과 기름진 음식을 좋아하는 식습관이 있으셨고 수면시간도 확보되지 못했습니다. 자고 일어나도 찌뿌둥하고 피곤한 느낌이 계속되었습니다. 카이닥 설문 결과 에너지 순환과 균형의 문제로 판단되어 이를 개선하기 위해 단백질 위주의 식단으로 변경하고 땀을 내는 유산소 운동을 권장하였습니다. 회식도 줄이고 수면시간을 밤 11시 이전으로 당기도록 하였으며 직장에서 점심 식사 후 습관적으로 먹던 커피도 제한하였습니다. 어깨 통증이 사라질 때까지 과도한 어깨 움직임이 필요한 골프는 중지했고, 상체에 모인 에너지를 아래로 내려주기 위해 하체 위주의 근력 운동을 권장하였습니다. 3개월간 에너지 순환과 균형 조절 개선을 위해 노비노 탕약을 처방하고 앞서 언급한 생활요법을 병행한 후 많이 호전되어 이후에는 좋아하시던 골프도 칠 수 있게 되었고 현재는 불편함 없이 건강하게 잘 생활하고 계십니다.

결국, 모든 병이 회복되지 못하고 만성화되는 근본 원인은 몸 에너지의 문제입니다. 에너지 생성기능이 좋지 않으면 에너지가 부족하여, 에너지 순환기능이 좋지 않으면 에너지가 전달이 안 되어서, 균형기능이 좋지 않으면 에너지가 위로 치우치면서 문제가 생깁니다. 하지만 내 몸의 에너지가 정상적이면 일상생활에서 어깨를 좀 다치더라도 며칠 소염진통제를 먹고 물리치료를 받으면 손상된 조직은 회복되는 것이 일반적입니다.

허리(요추) 통증

허리는 앉고, 걷고, 뛰는 인체의 모든 움직임에 핵심적인 역할을 하는 신체의 기둥입니다. 허리 통증은 대부분 움직임에 제약을 주기 때문에 일상생활에 많은 불편함을 초래합니다. 보통 척추뼈와 관련 관절, 근육과 인대, 디스크 등에 문제가 생겨 발생하지만, 구체적인 원인을 찾을 수 없는 경우도 많습니다.

환자 나이(성별): 30세 남성

증상 평소에도 가벼운 허리 통증이 있었는데, 무거운 짐을 들다가 삐끗하여 증상이 악화되고 다리 저림이 심해졌다. MRI 검사상 디스크 진단을 받고 수술 후 재활하면서 통증이 개선되었으나, 체중이 90㎏으로 늘면서 허리 통증이 재발하였다.

- **체성분검사**: 체지방 12㎏ 과잉
- **카이닥 설문**: 에너지 생성 95 순환 50 균형 75
- **에너지 상태**: 에너지 순환의 문제

허리에 통증이 있으면 움직임에 직접적인 제약을 받습니다. 그래서 일상생활의 불편함을 이루 말할 수 없습니다. 척추관협착증이나 허리디스크로 진단받고 빠르게 낫고자 물리치료를 하고, 수술까지 진행하기도 합니다. 그런데도 회복되지 않거나 회복되었더라도 재발하는 경우가 많습니다. 허리디스크 수술 후 재발로 진료실을 찾아오신 30대 남성분은 수술 후 재활을 6개월이나 했는데도 결국 완치되지 않아 한방치료를 선택하였습니다.

이야기를 들어보니 신혼인데 부인과 함께할 시간을 내기가 힘들어 아이를 재우고 밤늦게 함께 야식을 먹는 습관이 생겼다고 합니다. 덩달아 수면시간도 늦어지고 있었습니다. 170cm 키에 85kg이던 몸무게가 90kg까지 늘면서 체지방도 12kg 정도 과잉되어 에너지 순환장애가 생겼던 이 환자분은 디스크가 밀려나와서 눌린 신경은 제거했지만, 체중이 늘고 배가 나오면서 허리에 가는 하중이 오히려 더 늘어났습니다.

카이닥 설문 결과 에너지 순환은 경고 수준이고 에너지 균형은 주의로 진단되어, 에너지 순환 및 균형 개선을 위해 4개월간 아침 점심 노비노 탕약을 처방하면서 전체 식사량을 줄이고, 수면시간을 11시 이전으로 당기도록 생활 습관 개선을 권고하였습니다. 이후 체지방이 6kg 감소했고 에너지 순환 점수도 80점으로 좋아졌으며 에너지 균형 점수도 85점 이상으로 정상 범위로 개선되었습니다. 결국, 몸이 가벼워지고 에너지가 아래로 내려와 허리를 강화하면서 통증도 개선되었습니다.

허리 통증은 누구나 일생에 한 번 정도는 경험하는 질환입니다. 몸이 건강하면 일상생활에서 무거운 물건을 들다가 허리를 삐끗하거나 해도, 며칠 물리치료를 받고 소염진통제를 복용하면 회복됩니다. 하지만 내 몸의 에너지 기능에 문제가 있으면 좀 아프거나 다쳐도 별 이유 없이 회복되지 않고 좋아졌다 나빠졌다 반복됩니다. 허리는 눈에 보이지 않는 자연의 힘인 중력의 영향을 받습니다. 따라서 상체에서 누르는 중력과 하체에서 지지하는 지지력과의 균형이 중요합니다. 평소 에너지 생성이 되지 않으면 허리 근육에 에너지 공급이 되지 않아 약해지며, 에너지 순환이 안 되면 몸이 무거워지면서 부담이 가고, 에너지 균형이 깨지면 하체 지지력이 약해져 허리가 힘들어집니다. 내 몸의 에너지를 정상화하여 허리를 강화하는 것이 중요합니다.

무릎 통증

허벅지 근육이 약하거나 과도한 부하 때문에 무릎 사이의 연골이 마찰하여 마모되면 발생합니다. 무릎은 과잉 체지방으로 인한 중력을 가장 많이 받는 부위로 걷거나 구부리고 달리는 일상적인 자세가 잘못되면 더 쉽게 연골이 마모되고 통증이 일어날 수 있습니다.

환자 나이(성별): 50세 남성

증상 5년 전 무릎 통증이 있는 상태에서 운동하다가 넘어져 왼쪽 무릎 전방십자인대가 파열되어 다른 사람의 인대를 이용한 재건술 병력이 있다. 2~3년 전부터는 양측 무릎에 통증이 있어서 검사 결과 연골 마모 진단을 받고 약물치료를 하고 있으나 통증이 심해서 줄기세포 치료를 계획하던 중 내원하였다.

- **체성분검사**: 체지방 16㎏ 과잉
- **카이닥 설문**: 에너지 생성 90 순환 50 균형 85
- **에너지 상태**: 에너지 순환의 문제

무릎의 연골이 닳아서 염증과 통증이 나타나는 질환인 퇴행성 관절염은 일상에서 천천히 진행되는 게 일반적입니다. 무릎 연골 마모 소견으로 치료를 받다가 개선이 되지 않아서 일본으로 줄기세포 치료를 계획하고 떠나려던 환자분이 있었습니다. 마지막이라는 심정으로 지인의 소개로 한방병원에 내원하신 경우였지요. 진료해 보니 체지방이 16㎏ 과잉으로 무릎에 과도한 부담을 주고 있었습니다. 에너지 순환 개선을 위해 노비노 탕약을 처방하고 식습관을 개선하자 2개월 후부터는 무릎 통증이 호전되었습니다. 5개월 후에는 과잉 체지방이 16㎏에서 7㎏으로 9㎏ 줄었고 에너지 순환 점수도 86점으로 정상 범위로 좋아지면서 무릎 통증도 완전히 개선되었습니다.

평소 에너지 생성이 안 되면 무릎 근육에 에너지 공급이 안 되어 무릎관절이 약해지게 되며, 에너지 균형이 깨져도 기가 위로 뜨고 하체 지지력이 약해져 무릎이 힘들어집니다. 특히 에너지 순환장애로 인해 체지방이 늘어나면서 비만이 되면 체지방 1㎏당 무릎에 5㎏의 부담이 가해집니다. 많은 환자분을 진료해 본 결과 체내에 과잉된 체지방이 10㎏ 이상이 되면 모든 연령층에서 여러 가지 문제가 발생합니다. 50대 이상의 연령층이라면 7~8㎏ 과잉부터는 무조건 무릎 문제가 시작됩니다. 무릎이 아픈 분들은 허리가 같이 아픈 경우가 많은데, 이는 무릎과 허리가 역학적으로 같이 중력의 영향을 받기 때문입니다.

발 통증

발은 몸의 뿌리이자 지지대로 몸 전체의 무게를 지탱한다. 발에는 뼈 28개, 관절 33개, 이를 이어주고 지탱해 주는 수많은 힘줄, 근육, 인대가 있다. 발 통증은 걷는 자세나 불편한 신발 착용 등 다양한 원인으로 발생한다.

환자 나이(성별): 60대 남성

증상 등산을 좋아하여 자주 다니는데, 언젠가부터 걸을 때마다 발이 아파서 병원에 갔다가 족저근막염 진단을 받았다. 국내 유명한 발 관련 전문의는 전부 찾아다니고, 발에 좋다는 여러 기능성 신발을 수십 켤레 신어봤지만, 전혀 소용이 없었다.

- **체성분검사**: 체지방 8㎏ 과잉
- **카이닥 설문**: 에너지 생성 90 순환 70 균형 65
- **에너지 상태**: 에너지 균형과 순환의 문제

발 통증 가운데 대표적이고 흔하게 나타나는 것은 발목염좌, 족저근막염입니다. 족저근막염은 보통 아침에 첫발을 디딜 때 통증이 심하고, 가만히 있을 때는 통증이 없다가 다시 움직이기 시작하면 발바닥에 발생하는 편입니다. 이름이 알려진 60대 화가 한 분이 족저근막염으로 찾아오신 적이 있습니다. 그런데 이 분이 느끼는 발의 통증에 비해서 외관으로 관찰되는 문제는 극심하지는 않았습니다. 진료하니 발병 당시 법적 송사가 생겨 정신적으로 많은 고민이 있으셨다고 합니다. 그런 고민을 하는 와중에 목과 어깨 통증도 동반되었고, 얼굴에 열감이 나타나고, 밤잠을 설쳤습니다.

스트레스로 인한 에너지 균형 문제로 에너지가 위로 상기되어 얼굴에는 열이 나고, 다리 쪽은 냉하고 힘이 없었습니다. 몸을 지지하는 발바닥에도 충분하게 에너지 공급이 되지 않고 근육이 제대로 된 기능을 하지 못해서 족저근막염이 발생했습니다. 에너지를 아래로 끌어내리려고 노비노 탕약 치료와 발끝 치기 운동, 명상 등을 6개월 동안 진행하였고, 증상이 개선되자 하체 강화 운동 수준을 높이면서 완전히 개선되었습니다.

발 통증이 있으면 발에 무리가 가지 않도록 휴식하는 것이 중요합니다. 특히 오래 서있거나 걷는 등 체중으로 발바닥을 누르는 자극 자체가 무리가 될 수 있으므로 주의가 필요합니다. 몸의 무게를 감소시키면서 하체의 지지력을 강화하는 것이 중요합니다.

에너지 생성 문제가 있는 경우 양질의 음식 섭취와 가벼운 근력 운동으로 근육량을 확보하면서 관절에 충분한 에너지를 공급할 수 있도록 합니다. 에너지 순환 문제가 있는 경우 소식하거나 유산소운동을 통해 체지방을 줄여 관절에 부하를 감소시키는 것이 좋습니다. 만약, 체중이 많이 나간다면 걷기, 달리기 등은 오히려 발에 자극을 줄 수 있습니다. 중력에 영향이 적은 수영을 하거나, 먼저 소식을 통해 체중을 감량하고 운동을 시작합니다. 에너지 균형 조절에 문제가 있는 경우 에너지가 하체보다는 상체로 쏠리면서 하체가 약해지기 쉽습니다. 특히 발의 문제는 에너지 균형 조절 기능이 약해진 경우가 많습니다. 하체운동을 통해 하체를 강화시켜 에너지를 아래로 끌어내릴 필요가 있습니다.

tip

언제 외과적 치료가 필요할까?

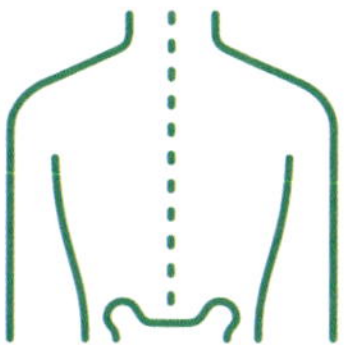

"통증은 사라졌지만,
MRI 검사상으로는
아직 문제 소견이 남아 있어요.
치료가 더 필요할까요?"

진료실에서 에너지 개선으로 허리디스크가 완치된 환자 중에 "교수님, 지금 허리는 안 아프고 좋은데, MRI 검사상 아직 디스크가 밀려 나와 있어요. 치료가 완전히 되지는 않은 것 아닌가요? 수술해야 하나요?"라는 질문을 하는 분들이 있습니다.

허리는 건물에 비유하자면 콘크리트 기둥과 비슷합니다. 척추뼈는 철근에, 근육이나 인대는 철근을 쌓고 있는 시멘트에 비유됩니다. 건물 기둥의 시멘트가 부식되어 철근이 녹슨 경우 철근을 그대로 두고 시멘트만 보강해도 건물 사용에 문제가 없습니다. MRI 검사상 디스크가 밀려 나와 신경을 누르고 있더라도, 척추를 싸고 있는 근육이나 인대가 보강되면 그대로 허리의 안정성을 되찾아 일상의 불편함 없이 회복될 수 있습니다. 다만 치료 후 생활에는 불편함이 없더라도 검사상에는 디스크가 밀려 나와 있는 상태가 확인되기도 합니다.

반대로 건물 기둥의 시멘트를 보강하지 않고 철근만 갈아 끼운 경우에는 얼마 지나지 않아 철근이 녹슬고 또 휘어지게 됩니다. 오히려 이 경우가 더 위험할 수 있습니다. 따라서 허리디스크로 부득이 수술한 경우라도 몸의 에너지를 개선하여 척추뼈를 싸고 있는 근육이나 인대를 보강해야 합니다. 그렇지 않고, 돌출된 디스크 수술만 하고 몸의 에너지 기능을 개선하지 않으면 재발하기 쉽기 때문입니다.

허리통증에 수술을 고려해야 하는 경우

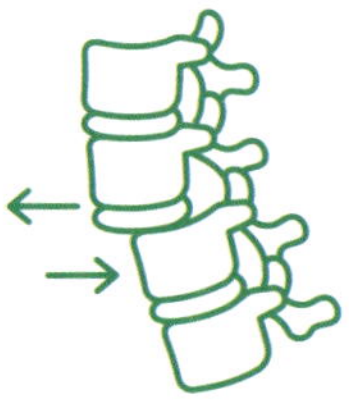

1. 4주간 침상에서 절대안정을 해도 호전되지 않고 일상생활이 힘든 경우
2. 돌출된 디스크가 신경을 압박하여 대소변에 장애가 발생한 경우
3. 허리디스크로 인하여 육안으로 보아도 아픈 쪽 다리의 근육이 위축된 경우
4. 돌출된 디스크의 신경 압박으로 힘이 들어가지 않아 발목의 굴곡이 사라진 경우(Foot drop)

신경과 질환

신경이란 뇌, 척수 등의 중추신경계와 신경, 근육 등의 말초신경계를 포함한 모든 신경계와 연관된 인체 부위를 통칭합니다. 신경과 질환에는 어지럼증, 두통, 떨림, 기억력과 및 인지기능 저하 같은 뇌 기능 연관 질환들과 간질, 치매, 뇌졸중 등 신경생리학적으로 유발된 질병이 포함됩니다. 일상생활에서 발생하는 두통이나 편두통, 어지럼증 등을 가볍게 생각하고 넘기는 경우도 많은데, 특별한 이유 없이 강한 두통이 지속되거나 어지럼증, 저림 증상 등이 반복되면 뇌종양, 뇌졸중 같은 질환이나 신경 기능의 감소와 관련이 있을 수 있어서 꼭 원인을 찾아 치료해야 합니다.

두통

두통은 감기로 열이 있거나, 스트레스를 받거나, 긴장하거나, 뇌종양, 뇌혈관 질환이 있어도 모두 경험할 수 있습니다. 특정한 원인을 찾을 수 없을 때가 많으며 통증 부위와 지속 시간도 다르지만 극심한 두통이나 구토를 동반한다면 바로 정밀검사를 받아야 합니다.

환자 나이(성별): 40대 여성

증상 중고등학교 시절부터 소화 장애와 두통이 있었고, 소화가 안 될수록 두통도 심해졌다. 최근 직장 업무가 늘어서 수면시간이 늦어지고, 생활이 불규칙해지면서 두통이 잦아져서 병원에서 MRI를 찍었으나, 특별한 원인이 없는 일차성 두통으로 진단받았다. 진통제를 처방받았지만, 약을 먹을 때만 통증이 없고 소화에 부담을 주어 일상생활이 힘들어졌다.

- **체성분검사**: 체지방 2kg 과잉, 근육량 부족 6kg
- **카이닥 설문**: 에너지 생성 50 순환 88 균형 65
- **에너지 상태**: 에너지 생성과 균형의 문제

두통은 사실상 모든 사람이 살면서 한두 번 이상 경험하는 흔한 증상입니다. 어지럼증과 마찬가지로 뇌종양이나 뇌혈관 기형 등의 원인이 있지 않은 일차성 두통의 경우는 대부분 몸의 에너지 상태가 무너져서 머리로 충분한 에너지가 공급되지 않으면서 나타나는 증상입니다. 물론 특별한 원인이 발견되지 않는 일차성 두통이 대부분이지만 간혹 뇌종양, 뇌출혈, 뇌압 상승, 뇌수막염, 근막동통증후군, 약물 과용 등으로 발생한 이차성 두통도 있으므로 방심은 금물입니다.

두통으로 진료실을 찾은 40대 여성 환자분은 어린 시절부터 두통, 소화 장애, 생리통으로 고생했는데 최근 더 심해져 일상생활이 힘들 정도로 지장을 받고 계셨습니다. MRI 검사상에도 원인을 찾을 수 없자 내원하였는데, 진료해 보니 평소 소화가 안 되고 손발이 차며, 카이닥 설문에서 에너지 생성 점수가 50점으로 크게 부족하여 경고 상태였습니다. 이 환자분에게는 에너지 생성과 균형에 도움이 되는 노비노 탕약 치료와 더불어 밀가루 음식과 차가운 음료수를 피하고, 조금씩 자주 먹는 식습관을 들일 수 있도록 했습니다. 이후 에너지 생성 점수가 77점으로, 에너지 균형 점수가 86점으로 개선되었고, 두통뿐만 아니라 갱년기 증상도 사라져서 삶의 질이 올라갔다고 하셨습니다.

이분처럼 소화가 안 되고 손발이 차며 에너지 생성에 문제가 있어도, 또 비만으로 체지방이 많고 순환이 잘되지 않거나 불면으로 에너지 균형이 깨어져 목과 어깨가 뭉쳐도 두통이 유발됩니다. 치료는 에너지 유형별로 노비노 탕약과 침 치료를 통하여 관리합니다. 모든 에너지 유형에서 두통이 발생하긴 하지만, 특히 에너지가 위로 치우치는 에너지 균형 조절 문제로 내원하는 분이 많습니다.

어지럼증

어지럼증의 대표적인 질환은 이석증, 메니에르병, 전정신경염, 기립성 저혈압, 빈혈 등이 있습니다. 전정기관의 이상으로 인한 어지러움의 경우 먹먹함이나 이명, 청력 저하를 동반할 수 있습니다.

환자 나이(성별): 30대 여성

증상 늘 피곤하며 불면증이 있는 상태에서 어지럼증이 생겼다. 병원에 갔더니 전정기관 바이러스 감염으로 진단받아 치료하였으나 증상이 반복되었다. 해외 공연 일정을 앞두고 있어서 주위의 권유로 한방병원을 방문하였다.

- **체성분검사**: 근육량 부족 11kg
- **카이닥 설문**: 에너지 생성 30 순환 90 균형 80
- **에너지 상태**: 에너지 생성문제

어지럼증은 겪어보지 않은 사람은 모를 정도로 큰 괴로움을 줍니다. 특히 이석증이나 메니에르병이 심하면 자리에서 일어나기조차 힘들어질 수 있습니다. 얼마 전 이름만 들으면 알 수 있는 유명 연예인 한 분이 어지럼증 때문에 진료실을 방문하셨습니다. 병원에서는 전정기관 바이러스 감염이라고 진단받았지만, 증상이 잡히지 않고 있었습니다. 문진해 보니 이미 불면증과 피로 누적으로 컨디션이 떨어진 상태에서 해외 공연을 앞두고 식단 조절까지 하고 계셨습니다. 카이닥 설문 결과를 보니,

아니나 다를까 에너지 생성 점수가 30점이었고, 과잉 체지방은 말 그대로 1도 없는 상태였습니다. 몸 전체적으로 에너지 생성과 균형에 문제가 있어 목과 어깨가 뭉치며, 귀의 각 부속기관으로 충분히 에너지 공급이 안 되어서 면역기능이 떨어지고 바이러스에 감염되어 어지럼증이 나타난 것입니다. 단지 바이러스만 잡는다고 해결될 문제가 아니었습니다.

유명 연예인이다 보니 외모에 신경을 많이 쓸 수밖에 없고 따라서 살이 찌는 것에 너무 예민해 있어서 "근육량이 는다고 살쪄 보이지 않습니다. 무조건 잘 먹고 근육량을 늘리세요"라고 설득하였습니다. 단백질을 섭취할 수 있도록 위의 기능을 개선하는 데 집중하고, 저녁에는 숙면하도록 했습니다. 15일분의 공진단과 에너지 생성에 도움이 되는 한약을 처방하였으며 이후로는 생활 습관 개선으로 어지럼증이 호전되었고 공연 일정도 무사히 소화하였다고 합니다.

건망증과 치매

사용하던 단어나 번호가 생각나지 않거나, 정보를 자주 잊는 건망증을 경험한 적이 있을 겁니다. 나이가 들면 기억력이 감퇴하는 건 자연스러운 현상이지만 아예 있었던 일을 전혀 기억하지 못한다거나 일상생활에 지장을 줄 정도라면 알츠하이머나 뇌 기능의 손상을 의심할 수도 있습니다.

환자 나이(성별): 60대 여성

증상 지난해부터 기억력 감퇴를 체감하였다. 친한 지인의 이름이 기억나지 않고, 마트에 장을 보러 갔는데 왜 갔는지 기억나지 않았다. 누가 돈을 훔쳐 갔다고 자주 화를 내었다. 병원에서 인지능력검사, MRI로 알츠하이머 진단을 받고 약물치료를 시작하였으나 증상이 계속 심해졌다.

- **체성분검사**: 근육량 부족 6kg
- **카이닥 설문**: 에너지 생성 30 순환 80 균형 85
- **에너지 상태**: 에너지 생성의 문제

무언가를 기억하는 속도가 느려지거나 일시적으로 기억하지 못하는 상태를 '건망증'이라고 합니다. 하지만 건망증이라면 힌트가 있으면 기억할 수 있고, 힌트 없이도 시간이 지나면 떠오르는 편입니다. 주로 스트레스를 많이 받거나 집중력이 저하될 때, 우울감이 있거나, 건강 상태가 안 좋을 때 나타납니다. 이와는 다르게 '치매'는 뇌의 기능이 손상되면서 인지기능이 지속적이면서도 전반적으로 저하되어 일상생활을 수행하기 어려운 상태를 뜻합니다. 치매의 경우 건망증과는 다르게 사건 자체를 잊어버리거나 힌트가 있더라도 기억을 다시 떠올리지 못하는 것이 특징입니다.

60대 여성 환자분이 알츠하이머 진단을 받고, 병원의 약물치료도 효과가 없어서 한방치료를 위해 내원하셨습니다. 지난해부터 기억력이 떨어지기 시작해서 지인의 이름도 기억나지 않고, 마트에 갔는데 왜 갔는지 잊곤 한다고 하셨습니다. 돈도 내가 쓰지 않았는데 없어져서 누군가 훔쳐 갔다고 생각하게 되신다고도 하십니다.

이분은 젊을 때부터 소화 장애와 수족냉증이 있었는데, 비만을 염려해서 계속 소식해 왔습니다. 체형은 마른 복부 비만으로 카이닥 설문 결과 역시나 에너지 생성에 문제가 있으셨습니다. 물론 뇌세포의 노화 현상으로 인한 치매에 뇌기능개선제 치료도 중요하겠지만, 우선 뇌세포의 정상활동에 필요한 에너지 공급이 필요한 상황이었습니다. 밀가루 등 소화 장애 음식, 찬 음식, 탄산음료를 금하고 에너지 생성에 도움이 되는 생활을 실천하실 수 있도록 했습니다. 그 결과 이후 설문에서는 에너지 생성 점수가 80점으로 개선되었고, 몸의 컨디션이 좋아지면서 알츠하이머 증상도 호전되었습니다.

건망증뿐 아니라 치매, 파킨슨 등의 질환도 평소 에너지 생성이나 순환, 균형 문제로 뇌세포에 에너지 공급이 제대로 되지 않으면 발병합니다. 건망증의 경우 환경에 의한 증상 변화가 자주 일어나기 때문에 관련된 요인을 제어해 줄 필요가 있습니다. 치매는 증상 완화 및 급속한 진행을 억제하는 것이 중요합니다. 건망증과 치매를 예방하고 치료하기 위해서는 평소 머리로 가는 에너지 순환을 원활하게 해야 합니다.

에너지 상태에 따른 내 몸 맞춤 플랜

두통과 어지럼증

에너지 생성기능을 개선하려면

머리로 가는 에너지가 부족해지면 은은한 두통이나 무기력감, 어지럼증이 동반되는 경우가 많습니다. 멍하거나 잡다한 생각이 많아지고 조금만 움직여도 지치고 피곤합니다. 양질의 영양을 섭취하면서 근력 운동을 통해 에너지 생성기능을 회복하는 것이 중요합니다.

음식 **밀가루와 찬 음식 피하기, 조금씩 자주 먹기**
운동 **요가, 스트레칭, 가벼운 산책**
수면 **충분한 수면과 휴식 시간 확보**

에너지 순환기능을 개선하려면

머리가 물먹은 솜처럼 무거우면서 안개가 낀 것처럼 맑지 않은 느낌이 든다면, 유산소운동을 통해 에너지 순환기능을 활성화하고 소식으로 전신 체지방을 줄입니다.

음식 **소식, 저탄고단 식사**
운동 **등산, 수영, 에어로빅 등 유산소운동**
수면 **밤 11시 이전 취침**

에너지 균형 조절기능을 개선하려면

머리가 뜨거운 느낌이 들고 지끈거리는 양상의 통증을 호소하는 경우가 많습니다. 스트레스 등 특정 상황에 민감하게 반응하여 증상이 나타나는 편입니다. 스트레스를 조절하고, 하체운동을 통해 위로 치우친 에너지를 아래로 내려주는 것이 필요합니다.

음식 **찬 음식 먹기, 해산물, 카페인 음료는 10시 이전**
운동 **계단 오르기, 맨발 걷기, 발끝 치기, 스쿼트 등 하체운동**
수면 **밤 10시부터 새벽 5시까지의 깊은 수면 지키기**

안과 및 이비인후과 질환

인간은 눈과 귀, 코, 입, 피부라는 감각기관으로 오감을 형성하고 대부분의 외부 경험을 받아들입니다. 이 가운데 한 기관의 기능에만 이상이 와도 불편함이 생기고 삶의 만족도가 떨어지게 되며, 특히 일반인들은 시각과 청각에 일상생활의 의존도가 높기에 평소에도 잘 관리할 필요성이 있습니다. 요즘은 어릴 때부터 스마트폰, 이어폰 등 전자기기를 사용하고 사용 시간도 늘어서 눈과 귀의 피로도 또한 급상승하고 있습니다. 노화로 인해 눈과 귀의 기능이 떨어지는 것은 어느 정도 받아들일 수밖에 없더라도, 나이가 들어서까지 불편함 없이 기능을 유지할 수 있도록 평소 몸에 관심을 가지고 정기적으로 검사를 받는 등 내 몸의 에너지를 잘 관리해야 할 필요가 있습니다.

안구건조증

안구건조증은 눈 표면의 항상성이 소실되어서 눈물의 분비가 줄거나 성분의 변화가 생겨서 건조하고 자극이나 충혈이 동반되는 증상입니다. 심하면 통증과 시력 저하가 찾아올 수도 있습니다. 노화나 기타 질병, 결막염, 갑상선 질환, 여성호르몬 감소, 환경요인이나 스트레스 등의 원인으로도 발생합니다.

환자 나이(성별): 50대 남성

증상 평소 컴퓨터를 사용하는 사무실 근로자로, 최근 스마트폰 사용 시간도 늘어나면서 눈이 시리거나 건조한 증상이 있고, 심할 때는 눈이 따갑고 아프다. 종일 직장에서 사무실에 앉아 근무하다 보니 운동이 부족해서 그런가 생각하고 퇴근 후 운동을 시작했다. 그런데 오히려 증상이 더 심해져 안과를 방문해 안구건조증 진단을 받았다. 증상이 호전되지 않고 점점 심해져서 주위의 권유로 한방병원 내원하였다.

- **체성분검사**: 체지방 9㎏ 과잉
- **카이닥 설문**: 에너지 생성 90 순환 60 균형 55
- **에너지 상태**: 에너지 순환과 균형의 문제

피곤하면 눈이 건조하고 뻑뻑한 느낌을 받곤 합니다. 그런데 이런 느낌이 장기간 지속되거나 눈이 시리고 모래알이 들어간 듯한 이물감, 콕콕 쑤시는 느낌이 있으며, 쉽게 눈을 뜰 수가 없다면 안구건조증일 확률이 높습니다. 눈이 건조하거나 머리에 열감이 있으신 분들은 밤에 하는 운동도 조심해야 합니다. 역기 들기 등 상체운동을 한다거나 너무 땀을 빼는 지나친 운동을 하면 에너지 균형이 깨어져 위로 상기 되면서 눈이 더욱 건조해질 수 있습니다.

안구건조증으로 진료실을 찾은 50대 남성분이 있으셨습니다. 이야길 나눠보니 최근 사무실에 오래 앉아 있으니 건강이 더 안 좋아지는 것 같아서, 퇴근 후에 운동을 시작하셨다고 합니다. 그런데 오히려 안구건조증이 더욱 악화되고 말았습니다. 체형은 전신 비만으로 눈의 증상 외에도 어깨결림과 불면증 등이 있으셨습니다. 에너지 상태를 진단하니 순환과 균형의 문제가 동시에 나타났습니다. 원래도 에너지 순환기능이 좋지 않아 눈으로 충분한 에너지를 공급하지 못한 상황이었는데, 저녁 운동에서 주로 상체운동을 하는 바람에 에너지의 균형까지 무너진 것으로 보였습니다. 이분에게는 아침에는 에너지 대사를 높여서 순환을 돕는 노비노 탕약을, 저녁에는 안정을 취할 수 있도록 에너지 균형에 도움을 주는 노비노 탕약을 처방하고, 생활요법으로는 에너지 순환을 위한 식사량 조절과 에너지 균형 조절을 위한 하체운동인 계단 오르기와 맨발 걷기를 추천하였습니다. 2개월 정도 지속하자 불면증이 사라지고 안구건조증의 불편함도 느끼지 않게 되었습니다.

안구건조증은 눈물이 잘 만들어지지 않아 분비되는 양이 줄어들거나, 그 성분에 변화가 생겨 눈물이 안구 표면에서 빠르게 마르게 되어서 나타납니다. 일반적으로 나이가 들면서 호르몬의 감소로 나타나는 경우가 많은데, 이는 호르몬인 물의 에너지 감소로 물과 불의 에너지 균형이 깨어지면서, 불의 에너지가 상기되어 눈물을 말리거나 눈물을 만들어내는 기관들에 염증을 유발하기 때문입니다. 스트레스나 만성피로도 원인이 되는데 스트레스는 에너지 균형을 깨뜨리며 만성피로는 눈의 충분한 에너지 공급에 영향을 미치기 때문입니다. 또한, 햇빛, 바람, 먼지 등 건조한 외부 환경의 자극이나 잦은 핸드폰 사용 등으로 눈을 깜박이는 횟수가 감소하여도 나타날 수 있습니다. 이처럼 눈과 관련된 주위 환경을 개선하는 것도 중요하지만, 안구건조증은 무엇보다 평소 내 몸의 에너지 생성과 순환 균형기능을 정상화하여 눈 주위에 에너지 공급이 원활할 수 있도록 해야 합니다.

이명

이명은 외부에서 소리 자극 없이도 귓속 또는 머릿속에서 들리는 소리입니다. 노인성 난청, 소음성 난청, 원인 미상의 난청, 메니에르병, 청각 손상, 뇌신경 손상 등으로 발생합니다. 고혈압이나 당뇨, 턱과 목뼈의 이상으로도 발생할 수 있습니다.

환자 나이(성별): 40대 남성

증상 과로로 인한 스트레스, 신경을 많이 써서 불면증이 심해지고 이명증과 가끔 어지러움이 나타났다. 이비인후과 치료로도 별 차도를 보이지 않고 귀울림이 점차 심해져 지인의 소개로 내원하였다.

- **체성분검사**: 체지방 5㎏ 과잉, 근육량 6.5㎏ 부족
- **카이닥 설문**: 에너지 생성 85 순환 90 균형 60
- **에너지 상태**: 에너지 균형의 문제

외부의 청각적 자극이 없는 상황에서도 환자에게 의미 없는 소리가 들리는 증상입니다. 초기에는 한쪽에서 시작하다가 오래되면 양쪽으로 나타나는 경우가 많습니다. 삐 소리, 쇳소리, 매미 소리 등 고음의 날카로운 소리에서부터 바람 소리, 북소리 등 저음의 부드러운 소리까지 종류가 다양합니다. 난청, 어지러움, 두통, 불면증, 우울증을 동반하기도 합니다. 내이 질환이 있거나 소음, 두경부 외상, 약물, 스트레스 등으로 인하여 나타날 수 있습니다. 치료는 원인 질환이 있으면 이를 먼저 치료하나, 원인이 없는 경우가 대부분입니다. 이는 몸의 에너지 문제로 귀의 청각 기능에 작용하는 기관에 필요한 에너지를 충분히 공급하는 것을 목표로 합니다.

우리 몸의 모든 기관은 정상적인 기능과 활동을 하는 데 에너지가 필요합니다. 그래서 이명이 있다고 귀의 문제에만 집중하

면 차도가 없고, 비록 여러 가지 검사상으로는 원인이 확인되지 않지만 귀 주위 신경이나 근육에 충분한 에너지를 공급할 수 있도록 몸의 환경을 만들어주면 증상이 완화되거나 개선되는 경우가 많습니다. 이명으로 내원한 40대 남성 한 분은 직장에서의 스트레스로 불면증과 이명이 생긴 분이었습니다. 간헐적으로 소화가 되지 않는 때도 있고 어지러움을 느끼기도 했습니다. 에너지 균형 문제로 판단되었고 에너지 생성에는 문제가 없었지만, 체성분검사상 체지방은 과잉되고 근육량은 부족하였습니다. 음식 자체를 완전히 두부, 콩, 계란, 생선, 기름기 없는 고기 등 단백질 위주의 식사로 권장하였고 에너지 균형 조절을 위한 노비노 탕약 치료와 함께 커피를 제한하고, 하체운동으로 계단 오르기를 처방하였더니 불면증과 이명 증상이 금방 완화되셨습니다. 4개월간의 지속적인 치료로 체지방은 2㎏ 줄었고, 근육량이 5.1㎏ 늘어나며 에너지 균형 점수도 정상 범위로 돌아왔습니다. 에너지 균형이 잘 조절되지 않으면 머리로 에너지가 지나가는 길목인 목 어깨가 뭉치고 그로 인해 귀에 에너지 공급이 원활하지 않으면서 이명이 생기기 쉽습니다. 물론 에너지 생성이나 에너지 순환이 잘되지 않아도 만성피로와 어지럼증을 동반하며 이명이 나타날 수 있으므로, 이명 또한 평소 내 몸의 에너지 관리가 중요합니다.

부인과 질환

여성의 생식기나 유방, 비뇨기에 발생하는 다양한 질환을 부인과 질환이라고 말합니다. 자궁근종, 자궁내막증, 유방암, 요실금, 난임과 불임 등이 대표적입니다. 특히 생리통은 가임기 여성의 약 50%에서 나타나는 흔한 증상으로 약한 정도에서부터 생활이 불편한 정도, 또는 극심한 통증을 유발하기도 합니다. 생리통은 자궁내막증, 자궁선근증, 다낭성난소증후군 등의 골반 내 병리적 원인으로도 나타날 수 있으므로 평소에 느끼는 통증이 갑자기 악화되었거나 특이 증상이 있을 경우에는 진료를 받아보기를 권합니다. 검사상 특별한 질환이 없는 경우에도 생리통이 심하다면, 무엇보다 내 몸의 에너지 문제를 체크해 보는 것이 중요합니다.

생리통

생리통은 보통 월경 시작 전 또는 시작 직후 통증이 발생하여 48~72시간 지속되며, 생리혈을 배출하기 위해 자궁 근육이 수축하면서 통증이 발생합니다. 10~20대에 주로 나타나고 40대 이상까지 지속되기도 합니다.

환자 나이(성별): 40대 후반, 여성

증상 평소 몸이 냉하고 손발이 자주 시리며 한여름에도 카디건을 입고 생활하고 수면 양말을 신고 자야 한다. 겨울에는 손발 끝이 시리다 못해 감각까지 무뎌지고, 극심한 생리통이 나타나, 병원 검사 결과 혈관 순환장애인 레이노증후군으로 진단받았으나 특별한 치료법은 없다고 하였다.

- **체성분검사**: 체지방 2㎏ 과잉, 근육량 6.7㎏ 부족
- **카이닥 설문**: 에너지 생성 55 순환 80 균형 65
- **에너지 상태**: 에너지 생성과 균형 문제

자궁 내 에너지 공급에 문제가 생기면 어혈이 생성되어 생리혈이 배출되기 어렵고, 몸에서는 이를 배출하기 위해 더 많은 자궁수축 호르몬이 분비되어 자궁뿐만 아니라 골반 내 근육과 소화기 근육들까지도 수축시키게 됩니다. 이 때문에 생리통이 심한 사람은 복부 통증 외에도 요통, 허벅지 앞쪽 통증과 구토, 메스꺼움, 설사, 실신 등 전신증상이 동반되기도 합니다. 심한 생리통은 골반 내 환경과 자궁 난소의 기능이 떨어져 있다는 전

조증상입니다.

수족냉증으로 진료실을 찾은 40대 후반 여성분이 있으셨습니다. 에너지 생성과 균형 문제로 손발 끝까지 에너지가 전달되지 못하는 상황이었으며 생리통도 심했습니다. 수족냉증은 남성보다 여성이 많습니다. 초경을 시작으로 임신과 출산, 폐경을 경험하는 여성은 호르몬의 변화가 크고 정서적 변화도 커서 에너지의 균형이 깨지기 쉽기 때문입니다. 이분에게는 3개월간 에너지 생성과 균형기능 개선을 위해 노비노 탕약을 처방하고, 생활 습관에서는 특히 에너지 생성을 위해 밀가루 음식과 찬 음료수 등 찬 음식을 금하도록 하였으며, 위의 기능이 좋지 않기 때문에 소화가 잘되는 음식을 조금씩 자주 하루 5끼를 섭취하도록 하였습니다. 그리고 에너지 균형기능 개선을 위해 밤 11시 전에는 반드시 잠자리에 들 것을 권고하고, 커피 녹차 등 카페인은 아침 10시 이전으로 제한하였으며, 평소 엉덩이 허벅지 등 하체 강화 운동에 집중하도록 하였습니다. 3개월 후 에너지 생성 점수와 균형 점수가 80점과 89점으로 개선되었으며 점차 손발이 따뜻해지고 피로와 생리통도 나아졌습니다.

우선 일상생활이 힘들 정도로 생리통이 심하면 진통제 등을 복용하는 것을 고려할 수는 있으나 근본적인 치료에는 도움이 되지 않습니다. 무엇보다 개인의 몸 에너지 상태에 따라 생활 습관을 개선하여 자궁 기능이 정상적으로 작동할 수 있도록 충분한 에너지를 공급하는 것이 중요합니다.

난임

난임은 정상적인 부부관계에도 1년 이내 임신에 도달하지 못한 상태를 가리킵니다. 생식세포를 만들어낼 수 없는 선천적 혹은 후천적 요인이 없다면 절대적인 불임이라기보다 수태력이 저하된 난임 상태입니다. 남성 또는 여성 가운데 양쪽 혹은 한쪽이 원인일 수 있으나, 여성의 경우를 우선적으로 살펴보면 난소 기능 저하, 배란 장애, 난관 손상, 자궁의 상태 등이 원인일 수 있습니다.

환자 나이(성별): 30대 여성

증상 결혼한 지 5년이 지났고 프랑스 거주 중에 2세를 위해 계속 노력하였고 시험관 아기를 수차례 시도하여 어렵게 성공했으나 3개월 만에 계류유산하였다.

- **체성분검사**: 체지방 3.1㎏ 과잉, 근육량 5.8㎏ 부족
- **카이닥 설문**: 에너지 생성 62 순환 97 균형 93
- **에너지 상태**: 에너지 생성의 문제

생식세포인 정자 또는 난자의 생성, 수정 단계, 수정된 배아의 자궁 내 착상에서 성장까지 어느 한 단계에서라도 이상이 발생하면 난임이 됩니다. 난임 치료를 위해서는 무엇보다 일차적으

로 자궁 내 환경 개선이 중요합니다. 자궁은 원시시대 원시인이 생활하는 동굴과 같다고 생각하면 좋습니다. 동굴 안이 너무 차고 습하면 생활하기 힘든 것과 마찬가지로 자궁 환경이 너무 차거나 습하면 태아가 잘 착상해서 성장하기가 힘든 것입니다. 따라서 건강한 임신을 위해서는 자궁 내 환경이 늘 따뜻하고 포근해야 합니다.

결혼 5년 차 부부로 결혼하고 프랑스에서 살면서 임신을 위해 노력하였고, 여러 차례 시험관을 하였지만 계속 실패했다고 하신 30대 후반 여성분이 찾아오셨습니다. 시험관을 성공한 적도 있지만, 임신이 유지되지 않았습니다. 진료해 보니 에너지 생성 기능이 떨어져 늘 피곤한 상황이었고 이로 인해 자궁에 에너지 공급이 원활하게 되지 않아, 수정란 착상과 안정적 임신이 힘들었던 것입니다. 그래서 이분에게 2세 계획이 급하겠지만 최소 6개월 이상 몸의 기능을 개선한 후에 임신을 계획하라고 했으며, 특히 건강한 2세를 원한다면 더욱더 그렇게 해야 한다고 이야기하였습니다. 환자분도 흔쾌히 동의하여 에너지 생성기능을 개선하는 노비노 탕약 처방과 함께 생활요법으로 밀가루, 탄산음료 등 찬 음식을 피하고 단백질 위주의 식사를 조금씩 자주 하도록 권고하였습니다.

체성분검사를 보면 근육량이 5.8kg 부족한 상황인데, 일반적으로 근육이 부족하면 운동 부족으로 생각하고 운동을 권유하지만 이분 같은 경우에는 에너지 생성이 부족하여 지나친 운동은 오히려 노동이 될 수 있어서 가벼운 산책 정도의 운동만 하도록 하였습니다.

6개월 정도의 치료를 통하여 피로도 개선되고 근육량은 5*kg* 이상 증가하였으며 에너지 생성 점수도 85점으로 정상 회복되었습니다. 몸 에너지의 생성기능을 회복한 후에는 충실한 배란을 위한 한약을 2개월간 처방하였고, 그 후 다시 시험관을 시도하여 8개월 만에 임신에 성공하고 1년 후 건강한 아기를 출산하였습니다. 이후에 이분은 임신을 원하는 프랑스 교민 부부 여러 쌍을 소개해 주셨습니다.

임신은 몸을 개선한 후에 시도하는 것이 엄마나 태아에게 대단히 중요합니다. 아랫배가 차고 몸의 에너지 상태가 부족하거나, 순환이 되지 않거나 균형 조절이 되지 않으면 자궁 안에 에너지 공급이 되지 않으면서 자궁 환경이 습하고 냉해져 임신이 되질 않습니다. 임신이 되더라도 제대로 착상하여 성장하지 못하고 계류유산이 되는 경우가 많습니다. 무엇보다 에너지 상태별로 몸을 관리해야 합니다.

혹시 배란 장애가 있는데 비만인 경우에는 에너지 순환을 통한 체중 감량이 우선 되어야 하며, 평소 불면증이 있으면서 배란에 문제가 있으면 에너지 균형 조절을 통한 불면증을 개선해야 배란에 도움이 되는 것입니다. 그리고 남편과 아내 중 난임의 원인이 되는 쪽에서는 스트레스가 더욱 심하고 우울해지므로 부부간의 격려와 배려도 꼭 필요합니다.

정신건강의학과 질환

현대인은 누구나 정신병을 한두 개 가지고 있다는 이야기를 들어보셨을 겁니다. 저는 이 말이 사실이라고 생각합니다. 사회는 점점 복잡해지고 있고, 정답이 없는 인생의 굴곡에서 사람들은 경미한 수준의 불면증, 우울증, 강박증, 편집증, 공황장애 등을 만나고 또 자연스럽게 지나게 됩니다. 하지만 이러한 증상이 고착 및 장기화되거나 일상을 지속할 수 없을 정도로 심각해진다면 치료가 필요합니다. 과거에는 정신질환을 앓는다는 사실을 쉬쉬하는 분위기였지만, 지금은 이러한 인식도 많이 변했습니다.

한의학에서는 정신과 신체를 따로 보지 않기 때문에 몸의 상태를 개선하여 정신의 병을 고치기도 하고 마음을 돌보아서 몸의 상태를 개선하기도 합니다. 정신 기능에 이상이 생겨서 사회 생활에 적응하지 못하고 지장을 초래하는 정신질환을 다루는 것이 정신건강의학과입니다. 서양의학에서도 신체화라고 하여 정신적인 증상이 몸으로 나타나는 경우에 대해서 다양한 보고가 있습니다. 소화가 되지 않고, 몸이 긴장하여 굳거나 열감, 두통, 생리가 끊기는 등 다양한 증상이 나타날 수 있습니다. 무엇보다 자신의 몸 에너지 상태에 맞는 방법을 찾아서 신체와 정신적 부담을 줄이고 환경을 개선할 수 있는 노력을 기울이시길 권하고 싶습니다. 내 몸의 에너지가 건강하면 어느 정도의 정신적 스트레스는 쉽게 이길 수 있습니다.

불면증

불면증은 수면시간을 확보할 수 있는데도 불구하고 수면에 들어가는 것, 수면의 지속, 깊이와 질에 반복되는 문제가 있고 생활에 어려움이 있는 것을 말합니다. 원인은 이사, 여행 등 환경적인 요인과 통증으로 인한 신체적 불편감, 코골이나 수면 무호흡 등으로도 발생할 수 있습니다.

환자 나이(성별): 60대 초반 남성

증상 최근 퇴직하고 생활 리듬이 바뀌면서 밤늦게까지 영화나 스마트폰을 들여다보다가 새벽 2~3시에 잠이 든다. 매사에 의욕이 없고 무료한 기분이 지속된다.

- **체성분검사**: 체지방 6.5㎏ 과잉
- **카이닥 설문**: 에너지 생성 85 순환 87 균형 59
- **에너지 상태**: 에너지 균형의 문제

잘 수 있는 적절한 시간과 기회가 주어지는데도, 잠들기 어렵고 반복해서 깨는 것이 불면증의 주된 증상입니다. 잠자기 전에 '과연 잠을 잘 수 있을까?' 하는 수면 불안을 동반하는 경우가 많습니다. 수면의 질에 반복되는 문제가 생기면 활동하는 낮 시간에 영향을 줍니다. 생활 리듬의 변화, 외부 환경요인, 만성적 신체 질환, 심리적 문제 등 다양한 원인에 의해 불면이 나타납니다. 기본적으로는 수면위생을 지키고 특정 원인이 있다면 원인을 제거하는 것이 중요합니다. 수면의 골든타임인 밤 10시에서 새벽 5시에는 잠을 충분히 자는 것이 건강 관리에 많은 도움을 줍니다.

직장을 퇴직하고 불면증이 생겨서 찾아오신 60대 초반 남성분이 있으셨습니다. 처음에는 밤늦게까지 자유롭게 영화나 유튜브를 보면서 허전함을 달랬지만, 그런 생활을 계속하다 보니 생활 리듬이 깨지면서 불면증이 왔습니다. 에너지 균형에 문제가 생긴 것으로 이를 개선하는 노비노 탕약 치료와 함께 늦어도 밤 11시에는 잠자리에 들게 하였고, 충분한 수면시간을 확보하고 커피 등 카페인 음료는 아침 10시 이전으로 제한하였습니다. 낮에는 집에 머물지 말고 주민센터 등에서 평소 관심을 가진 분

야의 취미생활을 하도록 하였습니다. 3개월간의 생활 습관 개선 후에 에너지 균형기능이 80점으로 개선되었고 불면증도 사라져 생활 리듬을 되찾게 되셨습니다. 수면에서 시간은 총 수면 시간이 문제라기보다는 몇 시에 자고 몇 시에 일어나느냐가 중요합니다. 일반적으로 수면의 골든타임은 밤 10시부터 아침 5시까지입니다. 이 시간이 현대의학에서는 내 몸의 호르몬이 생성되는 시간이며, 한의학에서는 자연의 밤 에너지를 수렴하고 저장하는 시기입니다. 에너지 균형 조절기능이 약한 사람은 에너지를 수렴하는 데 문제가 생기기 때문에, 특히 이 유형은 해당 시간에 숙면하는 것이 더욱 중요합니다.

숙면을 위한 기본적인 수면위생을 다시 한번 살펴보면 업무 등으로 인해 평소보다 늦게 잔 경우라도 일어나는 시간은 항상 일정하게 하는 것이 좋습니다. 하루 시작을 일정하게 해야 하루 마무리도 일정하게 유지할 수 있습니다. 다음 날 직장 출근 후 피로가 심하다면, 잠시 의자에 머리를 대고 길어도 30분 이내의 낮잠을 취할 것을 권합니다. 낮잠은 30분 이상 되면 오히려 생체리듬이 깨져 밤에 숙면을 방해할 수 있으므로 15분 이내를 권장합니다. 커피, 녹차 등 카페인이 함유된 음료는 아침 10시 이전에 섭취합니다. 잠을 자는 공간과 생활하는 공간은 분리하고, 잠이 오지 않을 때는 편안한 마음가짐으로 책을 읽거나 다른 일을 가볍게 하다가 잠이 올 때 다시 수면 공간으로 옮겨오는 것이 좋습니다.

우울증

우울증은 침울한 기분이나 의욕 저하가 지속되는 상태로 인지기능과 정신적, 육체적 증상을 일으키고 일상생활을 침해받는 질환입니다. 환경적인 요인 외에 유전적인 요인도 있는 것으로 알려져 있습니다.

환자 나이(성별): 40대 남성

증상 처음에는 불면으로 시작하였으나, 낮의 직장업무에 집중력이 떨어져서 상사로부터 질책을 받으면서 우울증과 공황장애가 나타났다. 이러한 악순환으로 최근 정신과에서 항우울제를 처방받아서 복용 중이다.

- **체성분검사**: 정상 체중이나 체지방 1.5㎏ 과잉
- **카이닥 설문**: 에너지 생성 85 순환 90 균형 60
- **에너지 상태**: 에너지 균형의 문제

우울증은 의욕 저하와 우울감이 주요 증상으로 삶에 대한 흥미를 잃고, 다양한 인지 및 정신, 신체적 증상을 일으켜 일상 기능의 저하를 가져옵니다. 일시적 우울감이 아닌 2주 이상 지속된 상태를 보통 우울증이라고 말하며, 90%에서 불안이 동반됩니다. 우울증은 개인적인 의지로 없앨 수 있는 부분이 아닌 하나의 질환이기 때문에 치료와 관리가 필요합니다.

우울증은 불면증을 동반하는 경우가 많습니다. 진료실을 찾은 40대 남성분은 아내와 두 명의 자녀를 둔 행복한 가장이었지만, 불면증으로 직장생활에 지장을 받으면서, 우울증과 공황장애까지 찾아왔습니다. 항우울제를 복용하고 있지만, 상황이 개선되지 않는 상태였습니다. 들어보니 평소 커피를 좋아하는 건 물론이고 최근에는 졸리고 집중력이 떨어져서 점심 식사 후에도 커피를 4~5잔 이상씩 마신다고 하였습니다. 퇴근 후에는 피트니스 센터를 찾아 체형관리를 위해 상체운동을 집중적으로 하고 있었습니다. 잠을 잘 자고 싶다고 하지만 잠을 잘 수가 없는 생활을 한다고 할 수 있었지요. 진단 결과 에너지 균형에 문제가 있어서 노비노 탕약 치료를 하면서 커피를 아침 10시 이전으로 제한, 퇴근 후에 하던 운동을 아침에 하고, 상체운동이 아닌 하체운동을 위주로 하도록 생활 습관을 조절했습니다. 4개월간의 치료 후에는 에너지 균형기능이 개선되고 수면의 질이 올랐고, 우울증도 사라졌습니다.

에너지 생성, 순환, 균형 조절에 문제가 있는 경우 해당 문제를 해결하면 정신질환도 개선되는 경우가 많습니다. 에너지 생성에 문제가 있는 경우 활동할 기력이 없어 무기력해지기 쉽고 생각이 많아지는 경향이 있습니다. 에너지 순환에 문제가 있다면 몸 전체가 무거워서 활동성이 떨어지면서 만사가 귀찮아지고 우울감이 생깁니다. 에너지 균형 조절에 문제가 있으면 스트레스에 굉장히 민감하고 화병 형태로 우울감이 나타납니다. 본인의 우울증이 의심되거나 주변에 우울증이 의심되는 분이 있다면 내원하여 진료받도록 합시다. 우울증 같은 정신과적인 문제도 내 몸의 에너지 관리가 중요합니다.

자가면역질환

자가면역질환은 본인의 신체 부위에 비정상적인 면역 반응이 일어나서 염증이나 세포의 손상 등을 일으키는 질환을 말합니다. 원인은 내 몸의 에너지 기능에 문제가 생기면 정상적인 기능을 하지 못하는 혈액인 어혈이 생성되고 이러한 어혈이 신체 조직에 달라붙어 염증을 유발하게 되는 것으로 결국에는 내 몸의 에너지가 원인입니다. 자가면역질환이라는 명칭은 어혈이 정상 기능을 하지 못하기 때문에 자기 혈액임에도 불구하고 적으로 알고 공격하여 붙게 된 이름입니다. 이러한 자가면역 반응은 전신에 나타나기도 하고, 부분에만 나타나기도 합니다. 그리고 발현도 장기적이거나 급성, 혹은 만성화될 수 있으며 어혈의 침범 부위에 따라 류머티스 관절염, 강직성척추염, 섬유근통, 전신성 홍반성 루푸스, 베체트 등으로 구분할 수 있습니다.

질병	침범 부위
류머티스 관절염	관절을 싸고 있는 얇은 활막
강직성척추염	천장관절과 척추 인대
섬유근통	전신 근육이나 근막
전신성 홍반성 루푸스	피부와 점막조직
베체트	점막조직(구강, 음부, 안구 등)

환자 나이(성별): 50대 초반 여성

증상 약 2년 전부터 특별한 이유 없이 전신 통증이 시작되어, 여름에 에어컨이나 선풍기 바람을 쐬면 통증이 심해졌다. 병원에서는 섬유근통으로 진단받고 양약을 계속 복용하며 위장장애가 나타났고, 최근에는 우울증으로 정신과 약도 복용 중이다.

- **체성분검사**: 체지방 5㎏ 과잉, 근육량 정상
- **카이닥 설문**: 에너지 생성 80 순환 85 균형 55
- **에너지 상태**: 에너지 균형의 문제

진료실을 찾은 50대 초반 여성분은 2년 전부터 특별한 이유 없이 전신에 통증이 찾아왔습니다. 선풍기 바람만 몸에 닿아도 아프셨다고 합니다. 병원에서는 만성 전신 다발성 통증 질환인 섬유근통증후군이라고 하였고 약을 계속 드셨지만, 위장장애와 우울증도 찾아왔습니다.

나이가 들면서 이곳저곳 쑤시고 아파도 특별한 질환명을 찾지 못하기도 합니다. 만성적인 통증과 함께 살아가면서도 뾰족한 수를 찾지 못하니 삶의 만족도도 떨어집니다. 하루만 아무데도 아프지 않아 봤으면 좋겠다고 하시기도 합니다. 그런데 이렇게 불특정한 다수의 부위에 염증성 통증이 있다면 자가면역 질환을 의심해 볼 수 있습니다. 자가면역 질환의 증상은 어디에 면역 반응이 나타나는지에 따라 모두 다르지만, 피로감과 미열, 관절통, 근육통, 피부 발진 등을 동반하는 경우가 많습니다. 체중 변화, 탈모, 눈과 입의 건조, 입속 궤양, 피부 발진 등도 나타납니다.

이 환자분의 경우는 갱년기가 오면서 에너지 균형이 깨어지고 그에 따른 올바른 생활을 하지 못하면서 몸의 에너지 기능에 더욱 문제가 생겨 어혈이 생성된 것입니다. 갱년기를 지나면서 호르몬의 생성이 감소하면 물의 에너지가 부족해지면서 물과 불의 에너지 균형이 깨집니다. 그러면서 얼굴 위쪽으로는 더워지고 무릎아래는 차가워져 에너지가 아래위로 분리되며 전신의 순환장애가 생기게 되어 어혈이 생성되는 것입니다. 어혈은 어느 부위에 집중적으로 달라붙어 염증을 유발하느냐에 따라 다양한 병명으로 불리는데, 이 환자분의 경우는 전신 근막에 달라붙어 어혈이 염증과 통증을 유발한 경우로 섬유근통이었습니다. 에너지 균형 개선을 위한 노비노 탕약 치료와 생활요법으로 하체운동과 수면위생 등을 통해서 통증도 개선되었고 항우울제도 중단할 수 있게 되었습니다. 이분은 강원도 양양에 거주하는 분인데 지금도 섬유근통으로 힘들어하던 자기를 구해 주었다고 치료에 감사하면서 주위에 건강상의 문제로 힘들어하는 환자가 있으면 무조건 저에게로 보내주고 계십니다.

암

세포가 비정상적으로 증식해서 인체의 정상 기능을 무력화하는 질병이 암입니다. 비정상 세포는 성장과 분열이 제어되지 않습니다. 혈액과 림프액 등을 통해 신체의 다른 기관으로 전이되기도 합니다. 우리 몸은 하루에 약 2~5천 개의 세포가 돌연변이 등 이상 반응을 나타내고 면역체계에 의해서 사멸됩니다. 그런데 이러한 면역체계의 기능에도 제거되지 않고 증식과 침윤하면 암이라고 말합니다.

한의학에서는 암의 원인도 자가면역질환처럼 우리 몸에서 제 기능을 하지 못하는 탁한 피, 즉 어혈을 원인으로 봅니다. 몸의 에너지에 문제가 있으면 어혈이 생성되고 어혈은 염증을 유발하게 됩니다. 이러한 염증이 몸속에서 지속되면 세포의 유전자에 돌연변이를 일으켜 암으로 발병하게 되는 것입니다. 어혈이 염증 유발 단계로만 진행하게 되면 자가면역질환의 범주이고 어혈이 염증의 단계를 거쳐 세포 유전자 변이까지 나타나게 되면 암이 됩니다.

환자 나이(성별): 50대 여성

증상 갱년기가 오면서 불면증이 생겼고 유방암을 진단받고 수술을 받았다. 최근 남편의 외도로 불화가 있었다.

- **체성분검사**: 체지방 1.5㎏ 과잉, 근육량 6㎏ 부족
- **카이닥 설문**: 에너지 생성 65 순환 87 균형 45
- **에너지 상태**: 에너지 균형과 생성의 문제

진료실을 찾아온 50대 환자분은 유방암 수술 후 완치를 위해 내원하셨습니다. 에너지 생성도 부족하지만, 무엇보다 에너지 균형이 깨어져 물의 에너지가 부족해 혈액이 걸쭉해지면서 어혈이 생성되어 암세포가 자라난 형국이었습니다. 직업이 방송국 프로듀서로 수년간 오후 2시경 생방송을 진행하다 보니 늘 점심도 거르고 생활했고, 갱년기와 남편의 외도로 저녁 수면에도 문제가 있었습니다. 6개월간 에너지 균형기능 개선을 위해 노비노 탕약 처방과 함께 아침 기상 시간과 저녁 취침 시간을 일정하게 유지하도록 권고하였습니다. 커피를 줄이고 맨발

걷기, 계단 오르기 등 에너지 균형기능 개선을 위한 생활요법을 병행한 후 점차 컨디션이 좋아지면서 에너지 균형 점수도 81점으로 거의 정상 범위로 돌아왔습니다. 또한, 몸에서 에너지 생성이 잘되지 않아도 새로운 피가 잘 만들어지지 못하면서 암을 악화시킬 수 있습니다. 샘물이 잘 솟아나야 강물이 맑게 유지할 수 있는 것과 같은 이치입니다. 에너지 생성을 위해 간단하게라도 점심을 먹도록 하고 단백질 위주의 간식도 섭취하도록 하였습니다. 그 후 근육량이 4*kg* 늘어나고 에너지 생성기능도 85점으로 정상 회복되면서 일상의 불편함이 개선되었습니다.

암 발병의 원인이 되는 어혈은 에너지 생성과 균형기능의 문제뿐만 아니라 에너지 순환에 문제가 있어도 생깁니다. 이는 강물이 순환되지 않으면 강바닥에 이끼가 끼면서 탁해지는 것처럼, 몸에 체지방이 끼어 혈액의 순환에 문제가 생기면 어혈이 생기는 것입니다.

여기서 잠깐

본인의 에너지 상태에 맞는 방법을 쓰자

면역에 좋다고 누구나 찾는 홍삼을 예로 들자면, 모든 사람에게 좋은 것은 아닙니다. 홍삼은 불의 에너지 성질을 가지고 있으며 이는 에너지를 위로 끌어올리는 작용을 하는 약재입니다. 평소, 깊게 못 자고, 뒷골이 당기고, 입이 마르고 눈에 충혈이 생기고, 무릎이나 허리 아래 부위의 찬 기운을 느끼는 사람은 에너지 균형기능에 문제가 있는 사람으로, 홍삼은 오히려 에너지 불균형을 초래할 수 있습니다.

한방에서 암 치료는 어떻게 하나요?

tip

어혈을 제거하는 것에 중점을 두고 치료합니다. 어혈이 제거되면 암세포는 굶어죽기 때문입니다.

- 몸속의 어혈을 제거하는 옻나무로 만든 건칠단, 봉독 약침 등을 사용합니다.
- 더 이상 어혈이 생성되지 않도록 몸 에너지 상태에 맞는 노비노 탕약 치료를 합니다.
- 환자들에게는 알기 쉽게 무조건 몸속의 피를 맑게 하는 생활을 권장합니다. 피가 맑아지면 염증은 제거되고 암은 치료됩니다.

암 환자가 지켜야 할 기본생활 수칙

❶ 비만은 암 발병율 원인 1위로, 과식하지 말아야 합니다.
❷ 조미료 첨가물이 들어간 음식, 짠 음식은 피를 탁하게 하므로 피합니다.
❸ 우리 몸은 70%가 수분으로, 물을 자주 충분히 마십니다.
❹ 커피, 녹차 등 카페인 음료는 아침 10시 이전으로 제한합니다.
❺ 좋은 환경에서 맑은 공기 마시기를 권장합니다.
❻ 스트레스는 에너지의 순환장애를 유발하므로 피합니다.
❼ 수면의 골든타임(밤 10-새벽 5시)을 지키고, 규칙적인 생활을 합니다.

이상은 모두 우리 몸의 피를 맑게 하는 생활 수칙입니다.

한의학과 현대의학의 연결고리 '에너지 의학'

한의학과 양의학의 차이점을 한마디로 이야기하면 무엇일까요. 한의학은 몸 중심으로 기능적인 관점에서 질병을 치료하는 학문이라면, 양의학은 질병 중심으로 구조적인 관점에서 병을 치료하는 학문입니다. 하지만 최근에 이르러 양의학에서도 생리학적, 해부학적 관점에서 접근하는 방식만으로는 모든 질병과 증상을 설명하기에 한계가 있다는 것을 깨우치기 시작했습니다. 복잡한 질병이나 원인이 명확하지 않은 만성 질환에 대해서는 기존 양방의 방법으로는 설명할 수 없는 부분이 많기 때문입니다.

한의학에서는 인체를 하나의 유기적인 시스템으로 이해하려고 노력합니다. 특히 인체의 전자기적 특성과 그 특성이 건강에 주는 영향 연구를 활발히 진행하면서 '에너지 의학'에 관심을 두게 되었습니다. 에너지 의학은 한의학 오랜 역사 속에서 이미 치료 효과를 입증해 왔습니다. 천인상응(天人相應)을 바탕으로 한 기혈의학(氣血醫學)으로 인체가 단순한 물질적 구조만이 아니며, 몸속 에너지의 생성과 순환, 균형이 건강의 핵심이라고 보아 왔습니다. 《노비노 건강법》에서 '에너지'라는 단어를 채택한 것도 그 이유입니다. 인체를 전체적이고 통합적으로 이해하려는 이러한 접근법은 한방과 양방의 가교 역할을 하며, 건강과 치유에 대한 새로운 이해를 제공할 것입니다.

한의학은 수천 년 동안 '기혈'이라는 에너지 의학으로 발전해 왔습니다. 이러한 한의학을 바탕으로 35년간 대학병원에서 수많은 환자를 진료하면서 내린 결론이 있습니다. 모든 질병은 갑작스러운 사고나 바이러스 같은 전염성 질환이 아니면 모두 잘못된 생활 습관으로 인한 내 몸의 에너지 문제에서 비롯된다는 확신이었습니다. 본문에서처럼 비만을 비롯한 대사성 질환부터 근골격계 질환, 신경계 질환, 자가면역질환, 정신질환, 암에 이르기까지 거의 모든 질병은 몸속의 잘못된 에너지 기능에서 발생합니다. 그리고 질병의 원인이 되는 몸속의 에너지 기능을 정상화하면 자연히 치료가 따라온다는 것을 확인하였습니다. 따라서 세상에 고칠 수 없는 병은 없다고 생각합니다. 선천적으로 암의 유전자를 가지고 있다고 반드시 암이 발병하는 것은 아닙니다. 내 몸의 에너지 기능이 정상 상태로 원활하다면, 비록 유전적인 소인이 있더라도 암세포는 발현될 수 없습니다.

독자 여러분! 여러분들 중에는 현재 질병을 앓고 있는 분들도 있으리라 생각됩니다. 질병 치료와 건강 관리는 얼마나 좋은 병원에서 좋은 약을 먹고 값비싼 음식을 먹으면서 편하게 생활하느냐가 아니라, 얼마만큼 내 몸의 에너지에 맞는 음식을 먹고, 내 몸의 에너지에 맞게 움직이고, 내 몸의 에너지에 맞게 생활하느냐로 결정된다는 것을 다시 한번 강조하고 싶습니다.

에너지 혁명으로 내 몸에 건강을 가져다주는 《노비노(NO肥老) 건강법》이 모교인 경희대학교의 설립 이념인 '질병 없는 인류사회'를 만드는 데 조금이나마 기여하길 바랍니다.

노비노 건강법

초판1쇄 인쇄 2025년 1월 29일
초판1쇄 발행 2025년 2월 12일

지은이 이재동 이수지 홍예진
펴낸이 김진상
책임 편집 윤민혜
디자인 양송희

펴낸곳 경희대학교 출판문화원
주소 서울시 동대문구 경희대로 26
전화 02-961-0106~8
팩스 02-961-0291
설립 1960년 9월 16일 제5-8호
등록 1977년 11월 8일 제6-5호
홈페이지 www.khupress.com
전자우편 press@khu.ac.kr

ISBN 978-89-8222-792-9 03510

* 책 내용 관련 문의: 저자 이재동(ljdacu@naver.com)